# 오늘부터
# 달리기를 합니다

※ 사진에 도움 주신 분들

대구 프리 러닝크루 151 / 양희성 사진 작가님 022 / 이민 사진 작가님 115
이상준 사진 작가님 011 · 012 · 042 · 128 / 장호준 코치님 034 · 035
한샘 콩코드 매트리스 인터뷰 사진 123 · 127 · 129 / JKLEEPICTURES 024

# 오늘부터 달리기를 합니다

: 걷기부터 시작하는 4주 완성 달리기 수업

**초판 발행** 2021년 3월 25일
**2쇄 발행** 2022년 12월 26일

**지은이** 이진이(지니코치) / **펴낸이** 김태헌
**총괄** 임규근 / **책임편집** 권형숙 / **기획 · 편집** 윤채선 / **디자인** 김아란
**교정교열** 박정수 / **사진** 정영주(CL Studio) / **일러스트** 아슬
**영업** 문윤식, 조유미 / **마케팅** 신우섭, 손희정, 김지선, 박수미, 이해원 / **제작** 박성우, 김정우

**펴낸곳** 한빛라이프 / **주소** 서울시 서대문구 연희로2길 62
**전화** 02-336-7129 / **팩스** 02-325-6300
**등록** 2013년 11월 14일 제25100-2017-000059호 / **ISBN** 979-11-90846-14-1 13510

한빛라이프는 한빛미디어㈜의 실용 브랜드로 우리의 일상을 환히 비추는 책을 펴냅니다.

이 책에 대한 의견이나 오탈자 및 잘못된 내용에 대한 수정 정보는 한빛미디어㈜의 홈페이지나 아래 이메일로 알려주십시오.
잘못된 책은 구입하신 서점에서 교환해 드립니다. 책값은 뒤표지에 표시되어 있습니다.
**한빛미디어 홈페이지** www.hanbit.co.kr / **이메일** ask_life@hanbit.co.kr
**한빛라이프 페이스북** facebook.com/goodtipstoknow / **포스트** post.naver.com/hanbitstory

지금 하지 않으면 할 수 없는 일이 있습니다.
책으로 펴내고 싶은 아이디어나 원고를 메일(writer@hanbit.co.kr)로 보내 주세요.
한빛라이프는 여러분의 소중한 경험과 지식을 기다리고 있습니다.

# 오늘부터
# 달리기를 합니다

**걷기부터
시작하는
4주 완성
달리기 수업**

이진이(지니코치) 지음

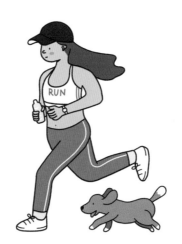

한빛라이프

# 지니코치와 함께 달려요!

달리기는 진입 장벽이 낮은 운동이지만, 동시에 진입 장벽이 높은 운동이기도 하다. 분명 운동화와 달릴 마음만 있으면 가능하지만, 어디를, 어떻게, 얼마나 달려야 하는지 궁금한 것이 많다. 이 책과 함께라면 마치 개인 코치를 옆에 두는 듯 달리기에 대한 궁금증이 모두 해소될 것이다. 건강하고 즐거운, 그리고 꾸준한 러닝 생활을 위해 이 책을 추천한다.

_안정은 러닝 전도사

달리기는 모든 운동의 기초가 된다. 근력, 지구력, 유연성 등 운동을 하는 데 꼭 필요한 모든 능력을 달리기 하나로 기를 수 있다. 이 책에는 달리기를 통해 얻을 수 있는 건강과 즐거움이 담겨있다. 기초에 충실해 달리기를 처음 하는 사람에게 많은 도움이 될 것이다.

_김지환 철인3종 선수

당장 달리고 싶지만 어디서부터 어떻게 시작해야 할지 모르겠다면 이 책을 펼쳐보자. 올바른 자세부터 러닝화 고르는 방법, 다양한 훈련 프로그램까지 달리기 입문자에게 필요한 모든 내용이 담겨있다. 마치 달리기 교과서처럼 쉽고 상세하게 쓰여 선수인 나도 다시 들여다보게 된다. 시작이 반이라는 말이 있다. 달리기로 마음먹었다면 오늘부터 시작하자. 지니코치와 함께한다면 즐겁게, 오래 달릴 수 있다.

_최경선 마라톤 국가 대표

트레이닝 기간 동안 항상 옆에서 같이 달리던 코치님이 생각난다. 초보자였던 내가 마라톤 풀코스를 완주할 수 있었던 것은 코치님의 세심한 가르침과 진심 어린 응원 덕분이었다. 단순히 빨리 달릴 수 있는 방법만이 아닌, 평생 취미로 즐길 수 있는 방법을 배웠다. 내가 10개월간 배운 것 그 이상이 책에 고스란히 담겨있다. 달리기를 시작하는 사람부터 마라톤 완주를 꿈꾸는 모든 분에게 이 책을 권한다.

**_함수지 뉴발란스 Team NBx 2기**

재활 과정에서 만난 저자는 실력이 좋은 육상 선수이자 밝고 긍정적인 학생이었다. 책 속에는 저자가 지금까지 쌓아온 노하우는 물론 그녀의 생기발랄함까지 담겨있어 책을 읽는 내내 당장 달리고 싶다는 생각이 들었다. 달리기를 처음 배우는 입문자도, 잘 달리고 싶은 숙련자도 이 책으로 얻을 수 있는 가치가 많을 것이다. 특히, 쉽게 지나칠 수 있는 운동 전후 보강 스트레칭은 꼭 하길 추천한다. 달리기는 건강한 몸을 만드는 가장 효율적인 운동이자 내면의 힘을 기를 수 있는 운동이다. 이 책을 만난 모든 분에게 건강과 행복이 충만하기를 바란다.

**_박용수 재활의학과 전문의**

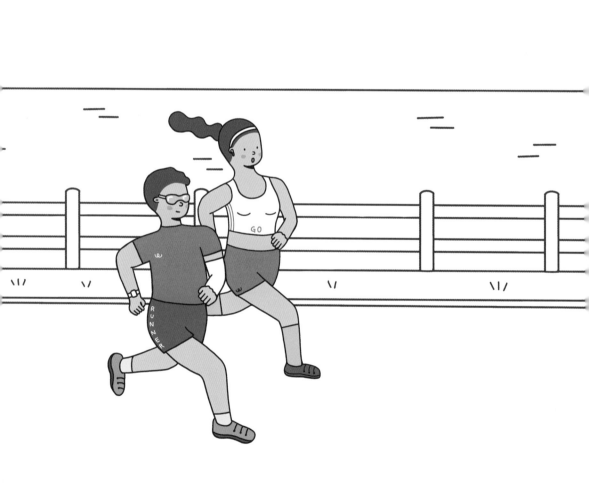

# 오늘부터
# 달리기를
# 합 니 다

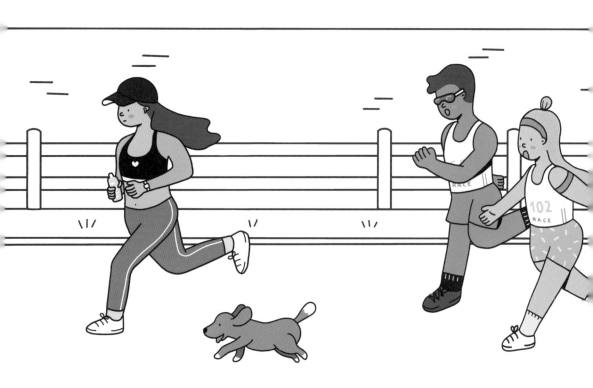

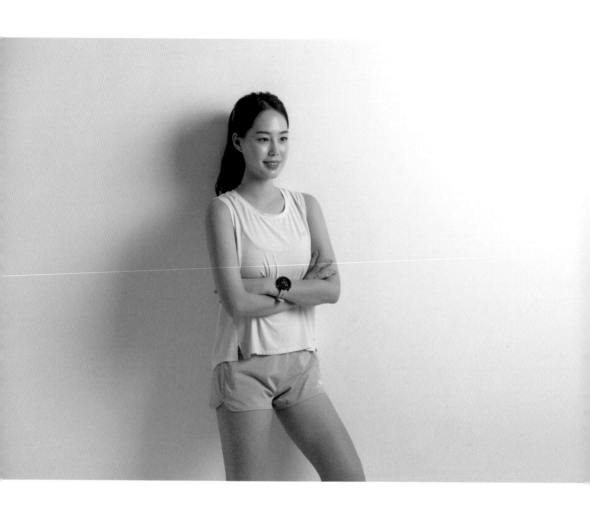

## 혼자 운동장을
## 뛰던 아이

초등학교 시절부터 달리기 대회에 나가면 무조건 1등을 했습니다.
그런데 100m 대회에 나간 어느 날, 2등을 한 거예요. 그날 분에 못 이겨
잠을 이루지 못했어요. 내가 제일 잘하는 게 달리기인데 1등을 놓치다니 엄청 속상했지요.
그날 이후로 진짜 마라톤 선수라도 된 것처럼 계속 운동장을 달리며 연습했습니다.
이때 제가 단거리보다 장거리를 잘 뛴다는 걸 알게 되었고,
얼마 후 육상부가 있는 다른 초등학교에 스카우트되었어요.
본격적으로 선수 생활을 시작하면서 중학생 때 처음으로 전국 대회 1등도 해보고,
고등학생 때는 단체전이긴 했지만 마라톤 한국 신기록도 세웠습니다.

**다른 사람보다 조금이라도 뒤처지는 느낌이 들면 악착같이 달렸습니다.**
학교에서 하는 훈련뿐만 아니라 지역 마라톤 동호회에도 나갈 만큼

달리기는 제가 가장 좋아하는 운동이었습니다.

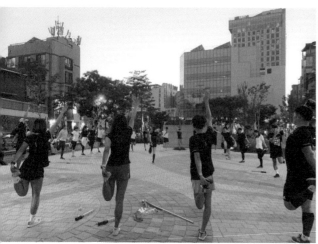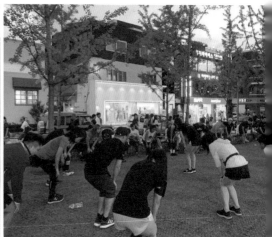

## 열여덟 살,
## 내가 만약 은퇴를 한다면?

활동 인원이 100명이 넘는 동호회에서 직장인, 학생, 주부 등 취미로
달리기를 하는 사람들을 많이 만났습니다. 그 가운데는 전직 선수들도 있었습니다.
그분들을 보면서
**'과연 내가 선수를 떠나 취미로 이렇게 열정적으로 달릴 수 있을까?'** 란
생각을 많이 했어요. 선수 생활은 언젠가 끝이 난다는 생각이 들 때마다
우울하고 힘들었어요. 당시에는 제가 이렇게 여러분과 함께
달리고 있을 줄 상상도 못했지요.

## 내가 다시
## 달리기 시작한 이유

대학을 가기 전에는 1년간 실업 팀 소속으로 계속 경기장에 나갔습니다.
그러다 부상이 왔고, 재활 기간이 길어지면서 선수 생활을 마무리하게 되었어요.
이후에는 대학에서 체육학과를 전공하고 서울특별시체육회에서 행정직으로 일하며
평범한 나날을 보냈습니다. 하지만 마음은 늘 답답했어요.

**우울증과 무기력증에 시달리며
'내가 왜 선수가 되려고 했을까?'를 자문하곤 했습니다.**

현재의 삶이 맞는 것인지 자주 의심이 들었습니다.
그런 고민 가운데 시작한 것이 뉴발란스 브랜드의 러닝 코치였습니다.
우연히 시작한 코치 생활은 학생 때 만난 동호회 회원들을 다시 떠올리게 했어요.
달리기를 취미로 한다는 게 쉬운 일이 아니란 걸 알기에
수강생 한 분 한 분에게 하나라도 더 가르쳐드리고 싶었어요.

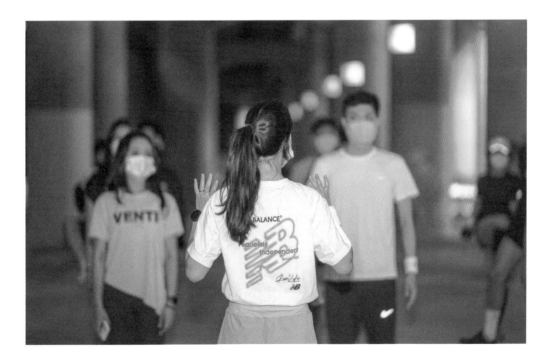

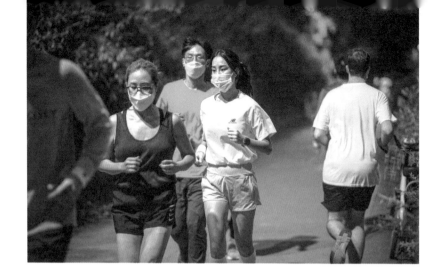

## 초보자의 마음으로
## 1km씩 천천히

저는 어렸을 때부터 달리기를 좋아했고 선수 생활도 했기 때문에
처음에는 초보자의 마음을 헤아리기 어려웠어요. 너무 사소한 것부터 말로는
설명하기 어려운 부분까지, 어디서부터 어떻게 알려드려야 할지 고민이 많았습니다.
하지만 그것도 잠시였어요. 달리기는 정말 정직한 운동이라는 걸 다시 느꼈거든요.
쉬는 동안 몸도 굳어버리고 또다시 다칠까 봐 무서운 마음에 잘 달리지 못했어요.
그래도 그런 두려움 덕분에 초보자의 눈높이에서 다시 달리기를 시작할 수 있었습니다.
새로운 마음으로 어떻게 해야 잘 달릴 수 있는지 매일 기록하며
코치 생활을 즐기기 시작했습니다.

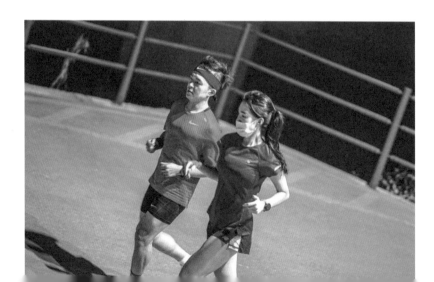

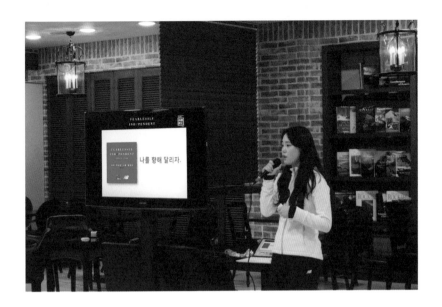

## 아 무 렴 , 누 구 든 지 !

러닝 코치를 하면서 만난 분들마다 대개 비슷한 하소연을 하곤 했습니다.
"제가 제일 느리면 어떡해요", "어릴 땐 뛰어놀았는데, 지금은 넘어질까봐 무서워요",
"비싼 러닝화가 없어서 오기 민망했어요",
"뚱뚱하고 나이도 많아서 해도 될까 고민했어요" 등등.
달리기를 시작하기까지 얼마나 오랫동안 망설였는지 느낄 수 있었습니다.
그래서 이곳에 오고 싶어도 못 오는 분들을 위해 내가 무엇을 할 수 있을까 생각했습니다.
좋은 기록을 내거나 마라톤 대회를 준비하기 위해 온 분들을 가르치는 것도 좋지만,
가벼운 조깅조차 어색해진 분들이 달리기를 시작할 수 있게 도와드리고 싶었거든요.
그런 마음으로 시작한 것이 유튜브였습니다.

**달리기가 얼마나 즐거운 운동인지 알리고,**
**실력이나 외모에 상관없이 즐길 수 있다는 걸 이야기하고 싶었어요.**

## 매일 조금씩
## 달라지는 것들

처음에는 남들보다 잘해서, 이후에는 우울증에서 벗어나기 위해
개인적인 달리기를 시작했는데, 이제는 많은 분들과 온·오프라인으로 소통할 수 있는
운동이 되어 감회가 새롭습니다. 하나둘 만든 콘텐츠가 이렇게 책으로 나오게 된 것도
매우 뜻깊어요. 헬스장이나 센터에서 운동하는 게 힘들어진 요즘,
많은 사람이 건강에 관심을 가지면서 달리기도 큰 관심을 받고 있습니다.

달리기를 시작하고 싶지만 망설여진다면 일단 걷기부터 시작해보세요.

걷다가 살살 뛰어보고 힘들면 또 걸으면 됩니다.
이렇게 반복하다 보면 어느새 자연스럽게 달리고 있는 자신을 발견하게 될 거예요.

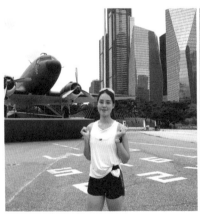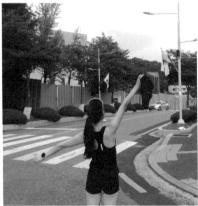

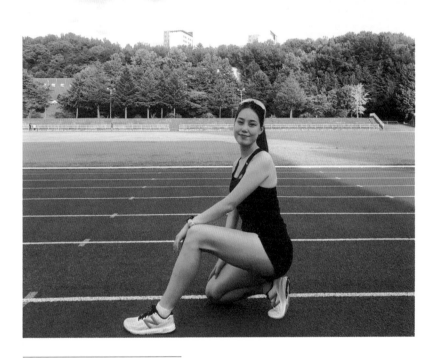

## 분명히 오늘은
## 어제보다 더 나을 것

달리기에 대한 부담이 사라졌다면 이제 제대로 달릴 수 있게 제가 도와드릴게요.
다치지 않고 오래 달리려면 자세부터 하나씩 차근차근 배워야 합니다.
조금씩 실력이 늘고 달리고 싶은 만큼 달릴 수 있게 되었을 때,
짜릿한 러너스 하이를 느꼈을 때, 여러분은 뭐든 할 수 있는 삶의 용기를 얻게 될 겁니다.
이 책을 읽은 여러분을 길에서나 대회장에서 만나면 너무 반가울 거예요.
여러분의 달리기를 늘 응원할게요!

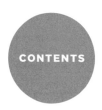

# CONTENTS

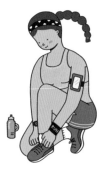

―――――― 시작하기 전에 ――――――

## 달리기에 대해
## 알아볼까?

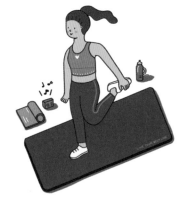

―――――― PART 1 ――――――

## 기본 중의 기본!
## 바른 자세와 스트레칭

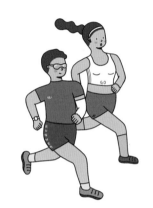

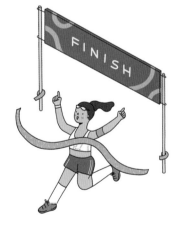

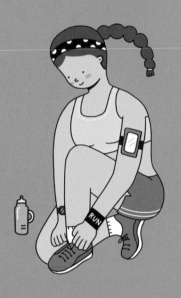

시작하기 전에.

## 달리기에 대해
## 알아볼까?

# 1. 달리기란?

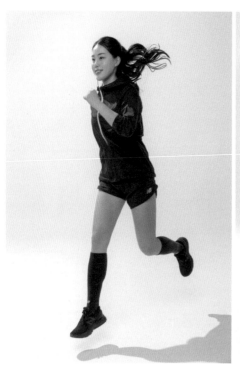
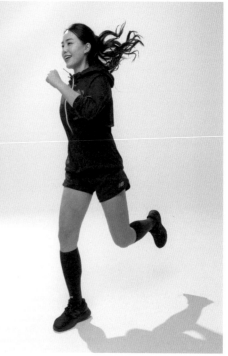

달리기는 대표적인 유산소운동으로, 걷기와 달리 몸이 앞으로 나가면서 두 발이 지면 위에 떠 있는 동작이 추가되는 걸음걸이입니다. 과거에는 달리기가 힘들고 고통스러운 운동이라는 선입견이 있었지만, 최근에는 건강한 라이프 스타일을 즐기는 현대인들에게 많은 사랑을 받으며 삼삼오오 모여 달리는 '러닝크루' 문화로 발전하기도 했습니다. 달리기는 다른 운동에 비해 필요한 준비물이 적고 운동 장소에 대한 제약이 없는 편이라 누구나 쉽게 시작할 수 있습니다. 또한 다른 사람들과 경쟁하기보다는 스스로 성장하는 데 의의를 두며 성취감을 느낄 수 있는 매력적인 운동입니다.

# 2. 달리기의 종류

## 1. 조깅(Jogging)

시속 8km 정도로 달리는 것을 의미합니다. 보통 1km당 7분대 페이스가 나옵니다. 러너(runner)와 조거(jogger)는 마라톤 대회 참가 여부로 나뉜다고 합니다. 운동에서 경쟁이라는 요소가 있느냐 없느냐의 차이지만 달리기를 조깅과 러닝으로 구분하는 것은 사실 큰 의미가 없습니다.

## 2. 달리기(Running)

달리기는 땅에서 빠른 속도로 뛰는 것을 의미합니다. 육상 경기에서는 100~400m의 짧은 거리를 단거리달리기, 800m와 1,500m는 중거리달리기, 3,000m 이상은 장거리달리기로 구분합니다. 이는 주로 육상 전문가가 사용하는 명칭이고, 일반 사람들이 달리는 행위에 대해 얘기할 때는 러닝 또는 오래달리기라는 단어를 주로 사용합니다.

대부분의 사람들은 교내 체육대회나 체력장 등 초등학생 때부터 자연스레 달리기를 접합니다. 하지만 성인이 된 이후에 달리기는 선택 사항일 뿐입니다. 내가 얼만큼 달릴지 스스로 자유롭게 정할 수 있습니다.

## 3. 트레드밀 러닝(Treadmill Running)

실내에 설치된 트레드밀(러닝 머신) 위에서 달리는 것을 의미합니다. 달리는 동안 트레드밀에 부착된 모니터로 영상을 볼 수 있어 야외 달리기에 지루함을 느끼는 사람들이 선호하는 편입니다. 트레드밀의 장점은 속도와 경사도를 마음대로 조절할 수 있고 시간이 빨리 가는 것 같은 느낌을 준다는 점입니다. 하지만 지속적으로 돌아가는 러닝 밴드 위에서 달리기 때문에 온전히 자신의 다리로 땅을 지탱하며 달리는 것보다 운동 효과가 떨어집니다. 이러한 트레드밀의 단점을 보완하여 무동력 트레드밀이 나오기도 했지만 러닝 밴드에 발을 빠르게 딛는 만큼 속도가 올라가기 때문에 초보자들이 이용하기엔 조금 어렵습니다.

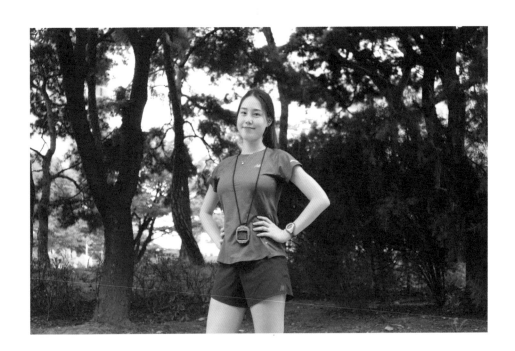

### 4. 트레일 러닝(Trail Running)

트레일 러닝은 산에서 달리는 것을 의미하며, 도심에서 벗어나 자연을 즐길 수 있다는 점에서 인기가 급부상하고 있습니다. 다만 평지에서 달릴 때와 다르게 달리는 코스의 지형 변화가 있기 때문에 달리는 동안 페이스가 일정하지 않고 체력 소모가 더 큰 편입니다. 산에 오를 때 등산화를 신는 것처럼 트레일 러닝을 할 땐 트레일 러닝용 운동화를 신는 것이 좋습니다. 이 운동화는 바닥에 돌기가 있어서 접지력이 좋아 산에서 미끄러지지 않고 달릴 수 있습니다.

# 3. 달리기의 효과

## 1. 체력 증진

피곤함을 느끼면 대부분의 사람들은 몸이 지쳤기 때문이라고 생각합니다. 하지만 피곤하다고 해서 몸을 움직이지 않으면 조금만 움직여도 쉽게 지치는 몸이 됩니다. 악순환이 반복되는 것이죠. 달리기는 행동 체력(육체 활동을 할 수 있는 몸의 힘)의 요소인 근력과 지구력을 발달시켜줍니다. 또한 지속적으로 달리기를 하면 살이 빠지거나 근육량이 늘면서 체격이 좋아지고, 유해한 외부 환경이나 바이러스 등의 공격을 견뎌낼 수 있는 방어 체력도 좋아집니다. 이처럼 달리기는 단순히 심폐기능에만 좋은 게 아닙니다. 달리기는 만년 피로를 물리쳐줄 최고의 방법입니다.

## 2. 스트레스 해소

운동을 꾸준히 하면 스트레스 호르몬인 코르티솔의 수치가 감소하고 불안감을 결정짓는 편도체의 과한 활동이 완화됩니다. 실제로 한바탕 달리고 나면 상쾌한 기분을 느낄 수 있습니다. 스트레스는 체력과 밀접한 관련이 있기도 합니다. 웹툰 〈미생〉에 이런 대사가 있습니다. "이루고 싶은 게 있거든 체력을 먼저 길러라. 게으름, 나태, 권태, 짜증, 우울, 분노 모두 체력이 버티지 못해 정신이 몸의 지배를 받아 나타나는 증상이야." 저도 이 말에 전적으로 동의합니다. 우선 체력이 강해져야 정신력도 발휘할 수 있습니다.

## 3. 두뇌 발달

달리기를 하면 머리가 똑똑해진다는 사실을 알고 계신가요? 유산소운동은 뇌에 혈액이 많이 공급되도록 하며 뇌유래신경성장인자(Brain-Derived Neurotrophic Factor, BDNF)를 증가시킵니다. BDNF는 기억과 학습을 담당하는 뇌의 신경 생성을 촉진하는 인자로, 새로운 것을 빨리 배우게 하고 기억과 집중을 높여줍니다. BDNF는 다른 운동에 비해 달리기 운동을 할 때 눈에 띄게 증가한다고 합니다. 아직까지 많은 사람이 달리기로 신체적인 변화만 이룰 수 있다고 생각하지만 정신적·정서적 변화도 불러올 수 있습니다.

## 4. 체중 감량

유산소운동을 하면 탄수화물은 물론 지방까지 에너지원으로 사용하기 때문에 체지방을 연소시킬 수 있습니다. 그리고 달리는 동안 하체 근육이 발달하면서 지방이 줄고 근육 면적이 넓어집니다. 근육량이 많아질수록 에너지 소비량이 높아지고 살이 쉽게 찌지 않는 건강한 몸이 됩니다. 물론 오랫동안 달리다 보면 체중이 더 이상 빠지지 않는 시점이 오기도 합니다. 어떤 운동을 하든 우리 몸은 결국 적응하기 때문입니다. 이 시기에는 달리는 형태를 바꿔주면 다시 지방이 연소됩니다.

## 5. 자신감 향상

자신감을 얻고 싶을 때는 지금껏 해본 적 없는 새로운 목표를 세워 도전해보길 추천합니다. 거창한 게 아니어도 좋습니다. 남들보다 못해서, 내성적인 성격이라서, 익숙한 게 좋아서 등의 이유로 아무것도 하지 않는다면 자신감도, 자존감도 떨어지게 됩니다. 달리기를 하기로 마음 먹었다면 매일 몇 시간씩, 또는 몇 km씩 뛰겠다는 목표보다 오늘은 5분, 내일은 10분을 쉬지 않고 달려보자고 다짐해봅시다. 작은 목표부터 차근차근 시도해보는 것이 중요합니다. 성취감을 느낄수록 자신감이 높아집니다. 달린 시간이 쌓일수록 자신이 생각보다 강한 사람이라는 걸 알게 될 것입니다.

## 6. 우울증 개선

러너스 하이(runner's high) 또는 러닝 하이(running high)라는 말을 들어본 적이 있을 겁니다. 달리기를 시작하고 30분 정도 지나면 힘들고 고통스럽다는 생각 대신, 상쾌하고 즐거운 기분이 드는 걸 의미합니다. 오래 달릴 때 느끼는 고통을 줄이기 위해서 뇌에서 엔도르핀이 평소보다 몇 배 이상 나오는데, 이것이 마치 마약 중독처럼 느껴진다고 합니다. 실제로 일정 시간 이상 달리면 기분 전환이 되고 우울증 치료에 도움이 된다고 해요. 제 주변에도 많은 분들이 달리기를 시작하고 나서 새로운 꿈을 찾고 살아갈 용기를 얻고 있습니다. 무기력한 일상에 지쳤다면 달리기로 활기찬 일상을 되찾아보세요.

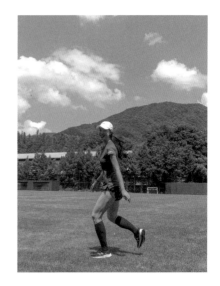

# 4. 꾸준히 달리는 방법

## 1. 누구보다 소중한 '나'와 약속하기

매일 아침마다 달리기를 하겠다는 계획을 세우지만 이불 밖에 나가는 것조차 어려울 때가 많습니다. 다짐했던 마음이 흔들릴 때마다 스스로를 자책하고 괴로워하기도 합니다. 반면, 친구들과 한 약속은 기다려지고 더 잘 지키고 있지 않나요? 운동하기로 한 나와의 약속도 소중한 사람과 한 약속이라고 생각해보세요. 이때 약속 시간과 날짜는 스스로 지킬 수 있는 범위 안에서 정하기로 해요. 주의할 점은 나에게 하는 명령이 아니라 '약속'이라는 점입니다.

## 2. 작은 목표부터 세우기

운동을 꾸준히 하려면 본인의 체력에 맞는 수준에서 시작하는 것이 매우 중요합니다. 초반부터 무리하게 운동을 하면 제풀에 지쳐 쉽게 포기해버리는 경우가 많습니다. 반대로 10분 달리기, 1km 달리기 등 작은 목표를 세운다면 누구든지 운동으로 성취감을 느낄 수 있습니다. 이 성취감이 쌓이다 보면 분명 꾸준히 달리는 습관으로 이어지게 됩니다. 도저히 달릴 수 없을 것 같던 거리도 어느새 가볍게 달리고 있는 자신의 모습을 발견하게 될 거예요.

## 3. 일단 달리기

"대체 그 힘든 걸 왜 하는 거야?" 달리기를 하면서 주변 친구들에게 가장 많이 받은 질문입니다. 운동을 시작하기 전에는 의욕이 생기지 않는 것이 당연합니다. 아직 그 친구들은 제대로 달려본 적이 없으니 달리기의 재미도 알지 못합니다.

우리 뇌에서 한가운데에 있는 측좌핵은 동기 및 보상과 관련된 정보를 처리하는 곳으로, 어떤 일을 시작하면 그때부터 측좌핵이 반응을 보인다고 합니다. 측좌핵이 활발히 움직일수록 의욕이 넘치게 됩니다. 달리기에 관심이 생겼다면 일단 밖에 나가서 짧은 거리라도 뛰어보세요. 운동 상소에 가본 것만으로도 달리고 싶은 욕구가 생길 겁니다.

## 4. 달리기 일지 쓰기

자신의 운동 기록을 데이터화하면 지속적인 동기부여를 하는 데 도움이 됩니다. 달리기를 처음 할 때 가장 재미를 느끼는 부분은 페이스의 변화입니다. 처음에는 1km당 7분으로 달리는 것도 힘들었는데 어느새 5~6분 페이스로 달리게 된다면 어떨까요? 달리기에 대한 욕심이 더 생기겠죠. 하지만 달리기를 하다 보면 컨디션이 좋을 때도 있고 나쁠 때도 있습니다. 늘 좋을 수만은 없어요. 그렇기 때문에 운동한 내용과 몸 상태 등을 적어두면 내 몸의 바이오리듬을 살필 수 있고, 컨디션이 좋지 않을 때나 운동하기 싫을 때 어떤 요인 때문인지 파악할 수 있습니다. 또한 운동 기록을 보며 자신만의 훈련 루틴을 만들 수도 있습니다.

## 5. 마음의 여유 갖기

위의 네 가지 방법을 잘 지켜도 마음의 여유가 없으면 달리기를 지속하기가 어렵습니다. 자신이 달리기를 했는지 안 했는지 운동 여부에만 관심을 가지면 정작 달리기를 통해 얻는 것들을 보지 못하게 됩니다. 애초에 달리기를 시작하게 된 계기와 목적이 무엇이었는지 곱씹어보며 달리기를 온전히 즐기길 바랍니다. 달리기를 좋아하는 일본의 작가 무라카미 하루키는《달리기를 말할 때 내가 하고 싶은 이야기》에서 여백을 만들기 위해 달린다고 말했습니다. 달리기를 통해, 무언가를 채우는 것이 아니라 무언가를 채울 수 있는 공간을 만든다는 거죠. 매일 달리지 않아도 좋고 기록이 늦어도 좋으니 달릴 때만큼은 여유를 가졌으면 합니다.

# 5. 달리기에 필요한 준비물

## 1. 러닝화

러닝화는 달리기를 하는 데 도움이 되는 여러 기능을 함축시켜 놓은 신발입니다. 러닝화는 인솔, 아웃솔, 미드솔, 텅, 어퍼, 힐캡, 힐탭으로 이루어져 있습니다. 제품마다 구성 특징이 다르므로 비교해보며 본인에게 맞는 러닝화를 골라야 합니다.

• 러닝화 구성

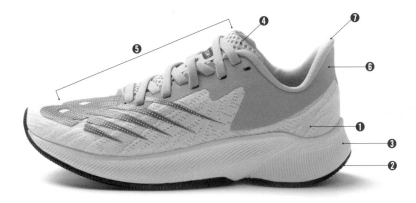

❶ 인솔(깔창) : 달리는 동안 신발과 발의 지속적인 마찰로 인해 생기는 열을 낮춰줍니다. 또한 신발을 신었을 때 발이 편안한 정도, 즉 착화감을 결정짓는 역할을 합니다.

❷ 아웃솔(밑창) : 접지력 기능이 있어 신발이 지면에 닿을 때 미끄러지시 않게 합니다.

❸ 미드솔(중창) : 인솔과 아웃솔 사이에 있는 쿠션입니다. 신발에서 쿠션감과 충격을 흡수하는 기술력이 집약된 부분이기 때문에 러닝화에서 가장 중요한 역할을 합니다.

❹ 텅(혀) : 신발끈 아래 위치하며, 발등을 보호하고 발의 균형을 잡아줍니다. 또한 신발을 신고 벗기 편하게 해줍니다.

❺ 어퍼(갑피) : 신발을 전체적으로 감싸주는 부분으로 신발에서 가장 넓은 면적을 차지합니다. 러닝화의 어퍼는 일반 운동화에 비해서 굉장히 부드럽고 움직임이 자유롭습니다.

❻ 힐캡(뒤축) : 신발 뒤꿈치 쪽에 덧댄 부분으로 발을 안정적으로 잡아줍니다.

❼ 힐탭 : 힐캡 위쪽 부분으로 아킬레스건을 보호하는 역할을 합니다.

## · 러닝화 종류

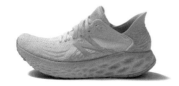

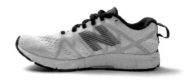

### 쿠션화

미드솔(중창)의 기능이 강화된 신발입니다. 신발 쿠션이 두툼한 편이라 푹신푹신합니다. 이 쿠션은 달리는 동안 근육과 관절로 전달되는 무게 충격을 흡수하는 역할을 합니다. 쿠션화는 초보자 입문용으로 추천합니다. 굳이 단점을 찾자면 레이싱화에 비해 무거운 편입니다.

### 안정화

발바닥의 아치 부분이 무너지는 것을 예방하기 위해 아웃솔(밑창) 가운데 부분을 단단하게 만들어 쿠션이 압축되지 않도록 설계한 러닝화입니다. 달릴 때 발목이 심하게 돌아가거나 평발인 사람에게 적합합니다. 안정화의 아웃솔을 자세히 보면, 아치 부분이 다른 색으로 표시되어 있습니다.

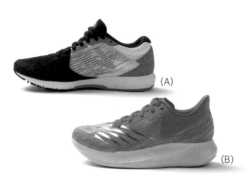

(A)

(B)

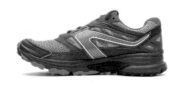

### 레이싱화

마라톤 선수들이 마라톤 대회에 참가할 때 주로 신는 신발(A)입니다. 신발 자체가 매우 가볍고 접지력이 좋습니다. 하지만 쿠션화에 비해 쿠션이 얇고 아웃솔이 빨리 닳는 편입니다. 이런 단점을 보완해 최근에는 카본 플레이트를 추가한 레이싱화(B)도 출시되고 있습니다. 레이싱화는 폭이 좁고 쿠션이 얇아 과체중이나 근력이 약한 사람들에게 적합하지 않으므로 초보자에게는 추천하지 않습니다.

### 트레일 러닝화

트레일 러닝화는 산에서 달릴 때 신는 신발입니다. 아웃솔 바로 밑에 돌기가 있어 산이나 바위 위에서 달려도 쉽게 미끄러지지 않습니다. 또한 나뭇가지나 돌부리 등으로부터 발을 보호할 수 있도록, 일반 러닝화와는 다른 재질로 매우 튼튼하게 만듭니다.

## • 러닝화 고르는 방법

### 러닝화를 처음 구매한다면?

달리기를 처음 시작할 때는 되도록 쿠션화를 구매하길 권합니다. 쿠션화를 신으면 달리는 동안 발생하는 충격으로 인해 나타나는 부상을 예방할 수 있습니다. 또한 쿠션화로도 충분히 좋은 기량을 발휘할 수 있어 아직은 레이싱화를 신을 필요가 없습니다. 안정화는 쿠션 자체에 발바닥 아치가 무너지는 것을 예방해주는 기능이 있어 발이 내전되었거나 평발인 사람에게 적격입니다. 러닝화 사이즈는 평소 신는 신발 사이즈와 똑같거나 한 치수 큰 것으로 선택합니다. 오래 달리다 보면 발이 붓기 때문에 편하게 신을 수 있는 사이즈를 선택하는 것이 좋습니다.

### 직접 신어보고 고르기

기능이 좋은 러닝화는 무수히 많지만 무엇보다 본인에게 맞는 러닝화를 고르는 것이 중요합니다. 러닝화는 온라인에서 구매하기보다 오프라인 매장에 방문하여 직접 착용해보고 구매하는 것이 좋습니다. 결국 본인에게 편안한 제품이 좋은 러닝화입니다. 혼자 고르기가 어렵다면 매장 직원에게 도움을 요청해보세요. 평소에 자신이 신던 신발을 신고 방문하면 신발의 변형된 상태를 살필 수 있어 본인에게 적합한 러닝화를 찾기가 조금 더 수월해집니다. 구매하기 전까지 계속 신발을 신어보며 사이즈가 맞는지, 편안한지, 달리는 동안 불편한 점이 없는지 등을 확인합니다.

---

**| 지니코치 Tip |** **발바닥 아치 형태 알아보기**

바르게 선 상태에서 상체를 숙여 검지, 중지, 약지를 모아 발바닥 아치 쪽으로 넣어봅니다. 세 손가락이 깊숙이 들어가면 외전, 중간 정도 들어가면 중립, 거의 들어가지 않는다면 내전일 가능성이 큽니다. 자주 신는 운동화의 아웃솔을 확인하는 것도 한 방법입니다. 외전인 경우에는 아웃솔의 바깥쪽이 많이 닳아있고 반대로 내전인 경우에는 아웃솔의 안쪽, 즉 발바닥 아치 쪽이 많이 닳아있습니다. 통상적으로 외전인 경우에는 쿠션화를 신고 내전인 경우에는 안정화를 신어야 한다는 가이드가 있습니다. 중립인 경우에는 자유롭게 선택할 수 있겠죠. 이 테스트를 참고해서 나에게 맞는 러닝화를 골라보세요.

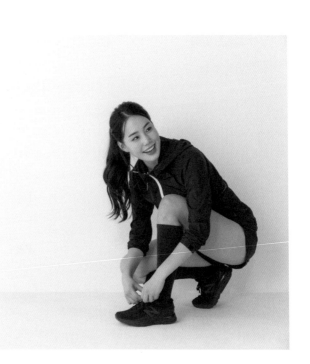

## · 러닝화 길들이기

러닝화를 샀다면 본격적으로 달리기 전에 집 근처 편의점에 가거나 산책을 나갈 때 신어보는 것이 좋습니다. 새 러닝화는 신발 자체가 딱딱하기 때문에 바로 신고 달리면 발에 물집이 생기거나 뒤꿈치에 상처를 입을 수도 있습니다. 앞으로 나의 러닝 메이트가 되어줄 러닝화를 길들이기 위해 가까운 곳을 걸어보세요. 그리고 걸으면서 느낀 착화감을 기록해둡니다. 이 기록은 나중에 본인에게 맞는 러닝화를 찾는 데 중요한 자료로 활용됩니다. 쿠션은 어땠는지, 물집이 잡히지는 않았는지, 사이즈는 맞는지 등 착용하면서 느낀 점을 그대로 작성하면 됩니다. 대부분의 러닝화는 매년 기존 제품에서 한 단계씩 업그레이드되기 때문에 제품명도 자세하게 적어두면 좋아요.

# 나의 러닝화 착용 후기

• 제품명 : _____

• 사이즈 : _____

• 처음 착화감 : _____

_____

_____

_____

_____

• 달렸을 때 느낌 : _____

_____

_____

_____

_____

_____

_____

## • 러닝화 관리하기

### 냄새 제거하기

러닝화는 통기성이 좋아서 운동 후에 신발을 신지 않는 시간 동안 자연스럽게 땀이 마릅니다. 하지만 발에 땀이 많이 났다면 냄새 제거를 위해 러닝화를 햇볕에 잠깐 두거나 러닝화 안에 녹차 티백을 넣어두는 것이 좋습니다.

### 가볍게 세탁하기

러닝화는 2주에 1~2회 정도 가볍게 세탁하면 됩니다. 세탁을 너무 자주 하는 것은 좋지 않지만 너무 안 하는 것도 문제가 됩니다. 러닝화를 자주 세탁하면 신발이 망가지는 게 아닐까 염려될 수도 있어요. 하지만 러닝화는 적당히, 올바른 방법으로 빨면 쿠션의 상태가 좋게 유지됩니다. 세탁기에 돌리거나 거친 솔로 빨면 쉽게 망가질 수 있으니 칫솔에 비누를 묻혀 가볍게 문지릅니다.

### 여분의 러닝화를 번갈아가며 신기

초보자인 경우 운동 빈도가 낮기 때문에 문제가 되지 않지만 달리기를 주 4회 이상 한다면 여분의 러닝화를 두고 번갈아가며 신는 것이 좋습니다. 러닝화 하나만 주구장창 신다 보면 쿠션이 원래 상태로 돌아올 틈 없이 소모되기 때문입니다. 쿠션도 우리 몸의 근육처럼 회복할 시간이 필요해요.

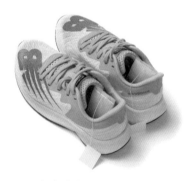

녹차 티백으로 냄새 제거하기

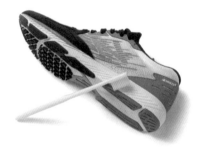

칫솔로 러닝화 세척하기

• 러닝화 교체 시기

러닝화는 언제 교체해야 할까요? 신발 상태를 보면 알 수 있습니다. 주로 아웃솔과 미드솔을 보면 되는데, 아웃솔이 전체적으로 많이 닳아있거나 한눈에 봐도 미드솔의 쿠션이 주저앉은 상태라면 러닝화를 교체해야 합니다. 망가진 러닝화는 제 기능을 못하기 때문에 달리면서 발생하는 무게 충격을 흡수하지 못합니다. 따라서 그 충격은 그대로 우리 몸의 관절과 근육으로 전달됩니다. 당연히 그만큼 피로가 많이 쌓이고 부상이 오기 쉽습니다. 러닝화 교체는 초보자들이 놓치기 쉬운 부분이에요. 아웃솔과 쿠션 상태를 자주 확인해서 러닝화를 제때 바꿔주면 부상 예방은 물론 건강한 삶을 유지하는 데 도움이 됩니다.

| 지니코치 Tip | **맨발 달리기**

아프리카에서는 맨발로 달리는 사람들이 있어요. 어떻게 맨발로 달릴 수 있을까요? 사람의 발바닥에도 지방층이 있는데 흑인의 경우 아시아인보다 발바닥 지방층이 두꺼운 편입니다. 그렇기 때문에 신발을 신지 않아도 발 자체가 신발 역할을 할 수 있습니다. 왠지 발이 땅에 직접 닿으면 건강에 더 좋은 것 같아 맨발 달리기에 관심을 가지는 사람들도 있습니다. 하지만 초보자가 맨발 달리기를 섣불리 따라 하다가는 몸에 무리가 갈 수 있습니다. 발바닥이 땅에 쓸려 다치거나 뛸 때마다 관절에 충격이 가해져 위험합니다.

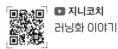
▶ 지니코치
러닝화 이야기

**2. 러닝복**

집에서 편하게 입던 옷을 그대로 입어도 되지만 면 재질의 옷은 달리기 복장으로 다소 무겁습니다. 자신의 취향과 적당한 가격대에 맞춰 땀 배출이 잘되는 소재의 운동복을 구매하는 것이 좋습니다. 아래 계절별 복장 선택법을 참고하여 운동복을 골라보세요.

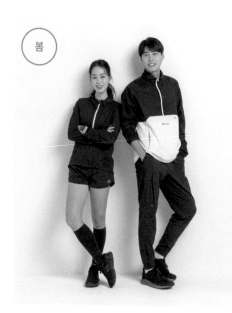
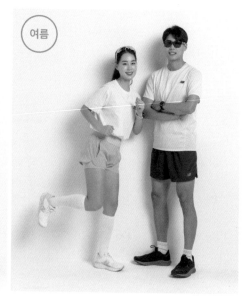

• **봄**

사계절 중 가장 달리기 좋은 계절입니다. 본인이 원하는 스타일대로 자유롭게 운동복을 입어보세요. 다만, 봄에는 기온차가 크기 때문에 윗옷을 입고 겉에 바람막이 등의 점퍼를 입는 것이 좋습니다. 달리다가 체온이 올라가면 겉옷을 벗어 허리에 묶으면 돼요. 그리고 땀이 식기 전에 바로 옷을 갈아입거나 샤워를 해야 합니다. 다리를 드러내는 것이 부담스럽다면 니삭스를 이용해보세요. 이때 러닝화와 동일한 색상의 니삭스를 착용하면 다리가 훨씬 길고 날씬해 보이는 효과까지 볼 수 있습니다.

• **여름**

땀 배출이 잘되는 소재를 선택하세요. 땀이 잘 마르지 않으면 피부 트러블이 생길 수 있고 몸에서 발생되는 열을 낮출 수 없습니다. 날씨가 너무 더울 땐 짧은 기장의 운동복을 입기도 하지만 아무리 덥더라도 복부는 직접적으로 바깥공기와 닿지 않도록 합니다. 배꼽 주변이 장시간 노출되면 배탈이 날 수 있어요. 가끔 상의 탈의를 하는 사람도 있는데, 보기 불편해하는 사람도 있으니 서로 조심하는 게 좋겠죠. 햇볕이 강한 날에는 고글을 착용하면 자외선으로부터 눈을 보호할 수 있고 멋스럽게 포인트를 줄 수도 있습니다.

### • 가을

가을장마라는 말이 있을 정도로 비가 빈번하게 내리는 계절입니다. 비가 오는 날에는 물에 젖지 않도록 방수 소재의 운동복을 입는 것이 좋습니다. 가을도 봄처럼 일교차가 크기 때문에 긴팔 위에 반팔을 한 겹 더 껴입거나 레깅스 위에 반바지를 입는 등 운동 후 체온 보호를 위해 노력해야 합니다. 또한 흰색 계열의 옷은 따가운 가을 햇빛을 반사할 수 있다고 해요.

### • 겨울

방한 운동복을 입고, 두꺼운 옷보다는 얇은 옷을 여러 벌 겹쳐 입는 것이 좋습니다. 운동 직후에 땀이 식으면서 체온이 급격하게 낮아지는데 얇은 옷을 여러 벌 껴 입으면 체온을 유지하는 데 도움이 됩니다. 겨울철에는 특히 장갑, 워머, 귀마개 등 부위별로 체온을 보호할 수 있는 아이템이 필요합니다. 손과 목, 정수리를 따뜻하게 하면 체온이 1˚C 정도 올라간다고 해요. 장갑은 반드시 착용하고 추위를 많이 타는 사람은 모자를 쓰는 것도 좋은 방법입니다.

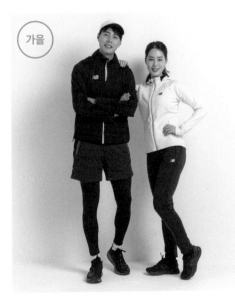

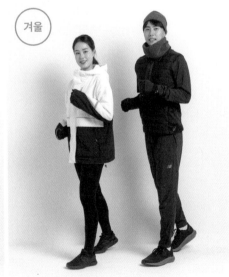

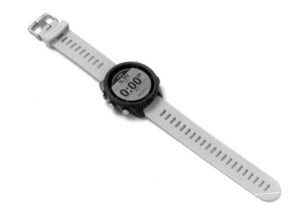

## • 스포츠 시계

### 스톱워치 기능

원하는 시점부터 끝나는 시점까지 기록할 수 있는 기능입니다. 스포츠 시계의 기본적인 기능이기 때문에 달리기를 할 때 다른 기능이 불필요하다면 가지고 있던 시계를 사용하면 됩니다. 혹은 휴대폰이나 다른 전자 기기에도 대부분 스톱워치 기능이 있기 때문에 굳이 따로 시계를 구매하지 않아도 됩니다.

### 랩타임 기능

달리는 거리의 구간 속도를 기록할 수 있는 기능입니다. 스포츠용 시계라도 스톱워치 기능만 있는 종류가 있기 때문에 랩타임 기능이 있는지 잘 알아보고 사야 합니다. 고성능의 스포츠 시계를 구매하기 부담스러운 분들, 장비 비용을 줄이고 싶거나 데이터를 직접 종이에 기록하는 것을 좋아하는 분들에게 추천합니다.

- 추천 제품 : 아식스-CQAR0106, 카시오-LWS-1000H

### GPS 기능

달리는 거리, 페이스, 심박수, 케이던스(보속), 장소 등 다양한 측정을 할 수 있어, 최근 들어 인기가 높은 기능입니다. 시계에 저장된 데이터를 바로 휴대폰으로 연동할 수 있어 매우 편리합니다. 또한 1km마다 페이스가 자동으로 측정되기 때문에 페이스 조절에 어려움을 느끼는 분들에게 도움이 됩니다. 기록 향상에 욕심이 있고 데이터를 모으고 싶다면 GPS 기능이 장착된 시계를 구매하는 것이 좋습니다.

- 추천 제품 : 가민-FORERUNNER 45, 가민-FORERUNNER 245, 순토-SUUNTO 3

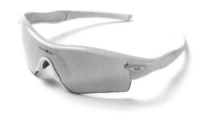

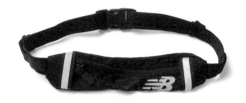

### • 스포츠 고글

스포츠 고글은 자외선으로부터 눈을 보호해 주는 장비입니다. 달릴 때 자외선이 강하면 본인도 모르게 인상을 찌푸리게 되는데 이런 행위만으로도 에너지가 소비된다고 합니다. 고글을 처음 착용하면 렌즈 때문에 시야가 어두워져 다소 불편하게 느껴질 수도 있습니다. 하지만 금방 적응이 될뿐더러 오히려 한 번 착용한 뒤에는 고글을 착용하지 않는 것이 더 불편할 겁니다. 스포츠 고글을 구매할 때 고려해야 할 점은 테입니다. 테가 너무 크면 달릴 때마다 고글이 흔들리고 반대로 작으면 얼굴에 꽉 끼어 불편합니다. 고글마다 테 모양과 사이즈가 다르므로 본인의 얼굴형에 맞춰 선택하면 됩니다. 스포츠 고글을 장시간 동안 자외선에 두면 렌즈가 변색될 수 있으므로 고글을 사용한 다음에는 케이스에 넣어 보관하는 것이 좋습니다.

### • 러닝 벨트

휴대폰 등의 소지품을 바지에 넣고 달리면 무게로 인해 자세가 흔들려 불편함을 느낍니다. 이런 문제점을 해결하기 위해 나온 제품이 러닝 벨트입니다. 허리에 차는 가방 역할을 하기 때문에 휴대폰, 파워젤, 간식 등을 넣기에 좋습니다. 팔에 착용하는 암밴드 형태도 있습니다. 브랜드별로 가격이 천차만별이고 디자인이 다양하니 꼼꼼히 살펴보고 구매하세요. 지퍼가 잘 닫히는지, 벨트가 잘 고정되는지도 확인합니다.

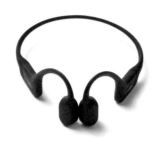

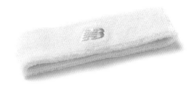

### · 골전도 이어폰

골전도 이어폰을 착용하면 인이어 이어폰과 달리 고막을 거치지 않고 광대뼈를 통해 달팽이관으로 직접 소리가 전달됩니다. 귓구멍에 넣지 않고 귀에 걸치는 형태여서, 이어폰을 착용해도 주변 소리를 들을 수 있어 안전합니다. 가격은 인이어 이어폰보다 비싼 편이지만 차가 많은 장소에서 달리거나 귀가 약한 분들에게 유용한 장비입니다.

### · 헤어 밴드

헤어 밴드의 장점은 여러 가지가 있습니다. 이마에 흐른 땀이 눈으로 들어가는 걸 막아주기도 하고 흔들리는 머리카락을 고정시킬 수 있습니다. 굳이 이런 이유가 아니더라도 패션 아이템으로 착용해도 좋습니다. 특히 달릴 때 앞머리가 뒤로 넘어가는 게 신경 쓰이는 분들에게 아주 유용한 아이템입니다. 여름에는 천으로 된 얇은 헤어 밴드를 착용하고 겨울에는 귀마개처럼 사용할 수 있도록 두꺼운 헤어 밴드를 착용하면 좋습니다. 겨울철에는 동상에 걸릴 수 있기 때문에 얼굴 주변에 땀이 많이 난다면 헤어 밴드를 이용해 귀를 보호해주는 것이 좋습니다.

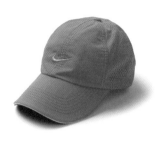
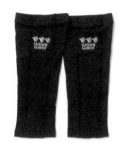
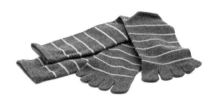

### • 러닝 모자

모자는 선택 사항입니다. 자외선이 강한 날 피부를 보호하기 위해 착용하면 좋습니다. 다만, 달리기를 할 때 몸의 열이 발산되는 곳이 두피 쪽인데 그 부분을 모자로 덮어버리면 열이 발산되는 것을 방해하기도 합니다. 반대로 겨울에는 모자를 쓰면 체온을 올려주기 때문에 땀이 더 잘 납니다.

### • 종아리 보호대

종아리에 쌓이는 피로를 줄여주는 제품입니다. 스타킹처럼 생겨서 착용하기 편해요. 인터넷에서 카프슬리브, 카프가드 등으로 검색하면 다양한 제품을 살 수 있습니다. 달리기를 한후에 종아리가 갈 뭉치는 분들, 평상시 오래 서있는 직업을 가진 분들에게 도움이 됩니다.

### • 발가락 양말

'웬 발가락 양말?' 하고 생각할 수 있지만, 발가락 양말은 달리기를 할 때 아주 유용한 제품입니다. 특히 발에 물집이 자주 생기거나 땀이 많이 나는 사람에게 도움을 줍니다. 발가락 사이의 마찰을 줄여 물집이 생기지 않도록 하며, 땀이 찬 습한 신발에 발이 계속 노출되어 생기는 무좀균을 예방해줍니다.

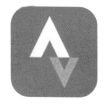

### • 스트라바(STRAVA)

달리기 및 사이클링의 거리, 평균 페이스, 고도 측정이 가능한 앱입니다. 스트라바를 통해 챌린지, 클럽, 구간 등 다양한 커뮤니티를 이용할 수 있기 때문에 달리기 친구를 만들기 좋습니다. 자신이 달린 달리기 코스를 구간 탭에 업로드하여 다른 사람들에게 공유할 수 있고, 반대로 다른 사람들이 공유한 코스를 그대로 달려 기록할 수도 있습니다. 혼자 달려도 다른 사람들과 함께하는 재미를 느낄 수 있습니다.

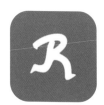

### • 런데이(Run Day)

무료로 음성 러닝 가이드를 제공하는 유용한 앱입니다. 초보자를 위한 달리기 훈련 프로그램부터 중상급자까지 이용할 수 있는 다양한 프로그램이 준비되어 있습니다. 걷기부터 시작하여 달리기, 마무리 쿨다운 조깅까지 세세하게 가이드해주기 때문에 달리는 동안 지속적으로 도움을 받을 수 있습니다. 가이드뿐만 아니라 음원이 함께 제공되어 운동 내내 지루하지 않고 경쾌하게 달릴 수 있습니다. 혼자 달리는 것이 어렵다면 적극 추천합니다.

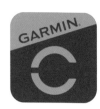

### • 가민 커넥트(GARMIN Connect)

가민 시계를 사용한다면 꼭 내려받아야 하는 앱입니다. 데이터 연동이 편리하고 달린 거리, 평균 페이스, 운동 시간, 칼로리, 고도 측정은 물론 케이던스(보속) 측정도 가능합니다. 케이던스는 달리기를 하면서 한 발이 1분 동안 지면에 닿는 횟수를 의미합니다. 숙련된 사람일수록 케이던스가 높아지며, 달리기를 꾸준히 한 사람의 평균적인 케이던스는 180spm 정도입니다. 앱을 통해 자신의 달리기 기록을 사진에 삽입할 수 있어 SNS에 운동 인증 사진으로 활용하기도 합니다.

# 6. 운동 장소 정하기

## 1. 트랙 운동장

달리기를 이제 막 시작하는 사람들에게는 트랙 운동장에서 달리는 것이 어색할 수 있지만, 트랙 운동장에는 많은 장점이 있습니다. 일단 트랙 자체에 쿠션이 있기 때문에 달리는 동안 몸으로 전달되는 충격을 트랙이 일정 부분 흡수하므로 부상을 예방하는 데 도움이 됩니다. 또한 트랙 운동장 안에는 아무런 장애물이 없기 때문에 오로지 달리는 일에만 집중할 수 있습니다. 하지만 장소 이용료를 지불해야 하거나 먼 곳까지 이동해야 하는 번거로움이 있습니다. 그래도 잘 찾아보면 시간 제한 없이 무료로 개방하는 곳이 있습니다. 서울에서는 대표적으로 연세대학교, 서울교육대학교, 서울대학교가 있습니다. 다만, 학교 시설물이기 때문에 교내 행사가 있을 경우 일반인은 사용하기 어렵습니다.

### • 무료로 개방하는 트랙 운동장

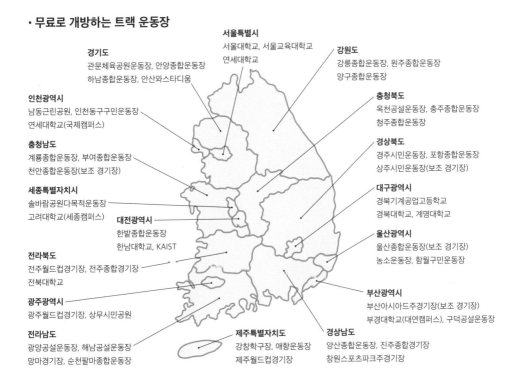

**경기도**
관문체육공원운동장, 안양종합운동장
하남종합운동장, 안산와스타디움

**서울특별시**
서울대학교, 서울교육대학교
연세대학교

**강원도**
강릉종합운동장, 원주종합운동장
양구종합운동장

**인천광역시**
남동근린공원, 인천동구구민운동장
연세대학교(국제캠퍼스)

**충청북도**
옥천공설운동장, 충주종합운동장
청주종합운동장

**충청남도**
계룡종합운동장, 부여종합운동장
천안종합운동장(보조 경기장)

**경상북도**
경주시민운동장, 포항종합운동장
상주시민운동장(보조 경기장)

**세종특별자치시**
솔바람공원다목적운동장
고려대학교(세종캠퍼스)

**대구광역시**
경북기계공업고등학교
경북대학교, 계명대학교

**대전광역시**
한밭종합운동장
한남대학교, KAIST

**울산광역시**
울산종합운동장(보조 경기장)
농소운동장, 함월구민운동장

**전라북도**
전주월드컵경기장, 전주종합경기장
전북대학교

**광주광역시**
광주월드컵경기장, 상무시민공원

**부산광역시**
부산아시아드주경기장(보조 경기장)
부경대학교(대연캠퍼스), 구덕공설운동장

**전라남도**
광양공설운동장, 해남공설운동장
망마경기장, 순천팔마종합운동장

**제주특별자치도**
강창학구장, 애향운동장
제주월드컵경기장

**경상남도**
양산종합운동장, 진주종합경기장
창원스포츠파크주경기장

대표적인 흙 운동장은 집 주변에 있는 학교 운동장입니다. 학교에서 교내 운동장을 개방하는 경우에만 사용할 수 있는데, 보통 지역 주민들을 위해 수업 시간 이외에는 운동장을 개방하는 편입니다. 흙 운동장에서는 달리는 동안 미끄러운 흙을 밟기 때문에 근지구력 강화에 큰 도움이 됩니다. 다만, 근력이 너무 약하면 흙에 발을 디딜 때마다 발이 미끄러져 하체에 불필요한 움직임이 들어가고 피로가 많이 쌓이기도 합니다. 흙 운동장에서 달릴 때는 발이 미끄러지거나 다리가 뒤로 흐르지 않도록 신경 써서 달리는 것이 중요합니다.

**3. 한강**

한강에서 달리는 것은 장점과 단점이 너무나도 뚜렷합니다. 일단 한강을 보면서 달릴 수 있는 것이 가장 큰 장점입니다. 멋진 경치를 보며 달리는 것은 많은 사람의 로망이니까요. 또 한강 공원에서 달리기, 자전거, 산책 등을 즐기는 사람들이 많기 때문에 매우 활기찬 분위기 속에서 운동을 할 수 있습니다. 하지만 한강은 주로 직선 코스이다 보니 지루한 감이 있습니다. 시간이 빨리 가지 않는 것처럼 느껴져 금방 지칠 수도 있어요.

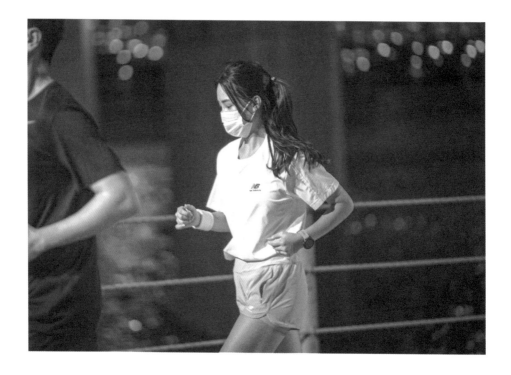

## 4. 공원

공원은 접근성이 뛰어나다는 점에서 초보자에게 적합합니다. 사실 아무리 좋은 운동 장소가 있더라도 집에서 멀거나 교통이 좋지 않으면 웬만한 의지가 아니고서야 가기가 쉽지 않습니다. 달리는 것보다 달리기를 하기 위해 밖으로 나가는 게 더 어렵죠. 집 근처에 뛸 만한 공원이 있다면 더는 망설이지 말고 가서 직접 뛰어보세요. 다만, 주의할 점이 있습니다. 공원은 보통 트랙 운동장처럼 바닥이 매끄럽지 않고 코너 구간이 ㄱ, ㄷ, ㅁ 자로 급격하게 꺾이는 경우가 많아 다칠 위험이 있습니다. 코너를 돌 때 큰 원을 그리며 돌아야 발목 부상을 예방할 수 있습니다.

## 5. 도시

도시에서 달리는 것을 시티런(City Run)이라고도 합니다. 평소 다니는 곳이나 핫 플레이스의 길거리 한복판을 달리는 거죠. 자주 가던 곳도 달리다 보면 그 길이 새롭게 느껴집니다. 남들의 시선을 즐기는 사람이라면 최적의 공간입니다. 하지만 도시에서 달릴 때는 위험 요소가 많습니다. 길거리에 보행자가 많고 자동차와 예상치 못한 장애물도 있기 때문에 항상 안전에 유의하며 앞을 주시해야 합니다. 도시에서 달리기를 하는 경우에는 되도록 이어폰을 끼지 않고 밝은색의 운동복을 입는 것이 좋습니다.

## 6. 헬스장

헬스장에는 트레드밀뿐 아니라 다양한 장비가 갖춰져 있기 때문에 여러 가지 운동을 한 번에 즐길 수 있습니다. 샤워 시설까지 있어 여러모로 편리합니다. 하지만 앞에서 트레드밀 러닝을 소개할 때 얘기했듯이 야외에서 달리는 것보다 운동 효과가 떨어질 수 있습니다. 헬스장에서 달리기를 하고 싶은 사람은 자신의 일정에 맞춰 헬스장을 가되 날씨가 좋은 날에는 한 번씩 야외에서 달리기를 하길 권합니다. 반대로 평소 야외 달리기를 하다가 비가 오거나 미세먼지가 심한 날에는 헬스장에 있는 트레드밀에서 가볍게 달리는 것도 좋은 방법입니다.

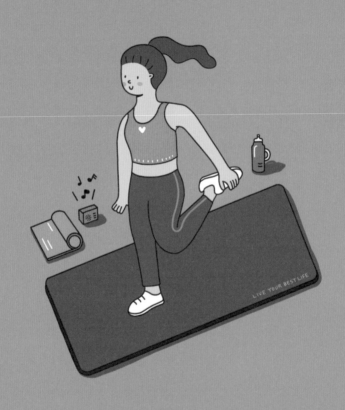

# 1

## 기본 중의 기본!
## 바른 자세와 스트레칭

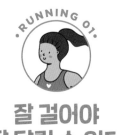

# 잘 걸어야
# 잘 달릴 수 있다

## 1. 올바른 걷기 자세

잘 달리기 위해서는 먼저 잘 걸어야 합니다. 잘 걷는다는 것은 잘못된 걷기가 아닌 '바르게 걷기'를 의미합니다. 길을 걷다가 무심코 옆 건물 유리창에 비친 자신의 모습를 본 적이 있을 겁니다. 어깨는 둥글게 앞으로 말려있고 턱을 내밀고 있지 않나요? 허리를 꼿꼿이 펴면 왠지 더 어색하지 않나요? 일상생활에서 걸어 다니는 데 아무런 지장이 없다고 해도, 잘못된 자세로 걷는 사람이 많습니다. 잘못된 걷기 습관은 근력을 약화시키고, 관절에 부담을 주고, 신체 균형을 무너뜨리는 원인이 됩니다. 이 습관이 계속되면 조금만 달려도 하체는 물론 상체까지 통증이 올 수 있습니다.

흔히 걸을 때 다리부터 앞으로 나가고 팔은 자연스럽게 흔들린다고 생각하기 쉽습니다. 하지만 사실 골반부터 앞으로 나가고 허벅지, 종아리, 발목, 발가락까지 따라가는 형태가 바르게 걷는 것입니다. 팔도 축 늘어뜨리지 않고 힘을 가볍게 주어 경쾌하게 흔들어야 합니다. 여기까지가 편안하게 걷는 자세이고 본격적인 운동을 위해서는 걷기 자세에도 변화를 주어야 합니다. 바로 다음에 바르게 서있는 자세, 편안하게 걷는 자세, 걷기 운동 자세를 사진과 함께 정리해두었습니다. Part 2의 단계별 30분 걷기 프로그램을 마치면 바르게 걷기가 자연스레 몸에 배겠지만 오늘부터라도 바르게 걷기를 시작해보세요. 몸에 익숙해질 때까지 머릿속으로 걷는 자세를 인식하고, 걷기 자세 포인트를 유념해야 합니다.

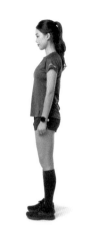

## 바르게 서있는 자세

옆에서 봤을 때 귀, 어깨, 고관절, 복숭아뼈가 일직선으로 곧게 내려와야 합니다. 누가 위에서 정수리를 잡아당긴다는 느낌으로 턱을 당기고 목을 길게 늘여 어깨를 내립니다. 시선은 정면을 향하고 엉덩이가 뒤로 빠지거나 배를 내밀지 않도록 합니다. 배꼽을 척추 쪽으로 당기는 느낌이 들게 배에 힘을 주어 유지하세요. 발은 발꿈치를 살짝 모으고 발끝의 위치는 자연스럽게 둡니다. 처음에는 앞과 옆쪽에 거울을 두고 조금씩 자세를 다듬어 가며 연습해보세요. 사진으로 앞모습과 옆모습을 찍어 비교하는 것도 도움이 됩니다.

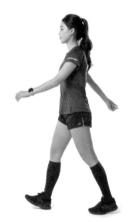

## 편안하게 걷는 자세

바르게 선 자세에서 자신감을 한껏 실어 걸어봅니다. 등을 쭉 늘이듯이 걷고 양팔은 너무 크게 흔들지 않습니다. 가볍게 힘을 주어 경쾌하게 앞뒤로 흔듭니다. 골반과 엉덩이 근육을 사용해 한 다리를 뻗고, 발을 땅에 디딜 때는 발뒤꿈치로 땅을 찍듯이 놓지 말고 뒤꿈치, 발바닥 중간, 발가락 순으로 부드럽게 디뎌주세요. 보폭을 어깨너비보다 크게 벌리지 않고 발끝과 무릎은 앞쪽을 향하도록 합니다.

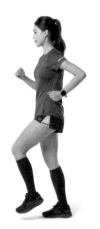

## 걷기 운동 자세

걷기 운동을 할 때는 편안하게 걷는 자세에서 다리가 늘어지지 않게 발을 빨리 감아야 합니다. 다리가 늘어지게 걸으면 운동 효과를 보기 어렵습니다. 평소보다 무릎을 더 들어 올려 허벅지와 무릎의 근육을 더 많이 사용합니다. 걷는 동안 무릎의 위치가 정면을 향하도록 합니다. 무릎이 허벅지 안쪽이나 바깥쪽으로 향하지 않도록 신경 써주세요. 팔은 직각으로 구부리고 손은 가볍게 주먹을 쥡니다. 팔꿈치가 몸통에서 너무 멀어지지 않도록 앞뒤로 가볍게 흔듭니다.

## 2. 올바른 달리기 자세

달리기를 시작할 때 제일 먼저 배워야 할 것은 자세입니다. 가장 기본이지만 여전히 많은 분들이 질문하는 부분이기도 합니다. 그만큼 가르치는 입장에서나 배우는 입장에서도 자세를 매우 중요하게 생각하기 때문입니다. 학창 시절을 돌아보면, 체육 시간에 다양한 스포츠를 배웠지만 달리기만큼은 아무도 가르쳐주지 않았습니다. 우린 그저 몸이 가는 대로 힘껏 달려본 경험만 있습니다. 하지만 달리기 자세를 배우지 않고 무턱대고 시작하면 열에 아홉은 다치게 됩니다. 건강을 위해 시작한 달리기가 오히려 건강을 해치면 안 되겠죠. 또한 바르지 않은 자세로 계속 달리면 근육이 경직되어 몸의 긴장감이 풀리지 않고 부상이나 신체 좌우의 불균형을 불러옵니다. 지금부터 달리면서 필요한 신체의 모든 움직임을 배워보도록 하겠습니다.

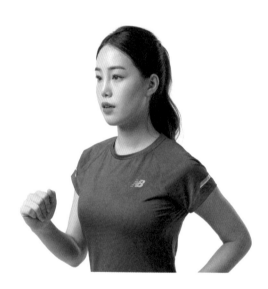

**호흡**

숨을 의식해서 쉴 필요는 없습니다. 평소처럼 입을 살짝 벌린 상태에서 코와 입으로 동시에 숨을 들이마시고 내쉬기를 반복하면 됩니다. 달리면서 숨이 차는 것은 몸에서 더 많은 산소를 필요로 한다는 신호인데, 이때 힘들다고 해서 턱을 들고 짧은 호흡을 내뱉으면 산소가 충분히 공급되지 않습니다. 숨이 차오르면 턱을 내리고 호흡을 더 깊게 마셔야 합니다. 또한 호흡은 컨디션에 많은 영향을 미치기 때문에 주변 사람에게 다 들릴 정도로 큰 소리로 숨 쉬는 것은 도움이 되지 않습니다. 힘이 들면 깊은 호흡을 하면서 스스로 안정을 찾아야 합니다.

---

**| 지니코치 Tip |  달리기에 도움이 되는 복식호흡**

복식호흡은 폐활량을 늘리는 데 도움이 되기 때문에 꼭 필요한 호흡법입니다. 달리는 동안 복식호흡을 하기는 어렵지만 일상에서 틈틈이 연습하면 폐활량 증가는 물론 스트레스 해소에도 도움이 됩니다. 복식호흡 방법은 다음과 같습니다. 먼저 입을 다문 상태에서 3초 동안 코로 숨을 깊게 들이마시면서 복부를 부풀어 오르게 합니다. 그다음 코로 5초 동안 숨을 깊게 내쉬면서 복부를 수축시킵니다.

달리는 동안 시선을 어디에 둬야
할지 고민한 적이 많을 겁니다. 달
릴 때는 앞에 가상의 인물이 있다
고 생각하고 그 사람의 엉덩이나
허리 쪽을 보면 됩니다. 동시에 전
방에 장애물이 없는지 살피면서
안전에 주의해야 합니다. 만약 달
리는 장소에 위험 요소가 없다면
중간중간 주변을 둘러보면서 풍
경을 즐기는 것도 괜찮습니다.

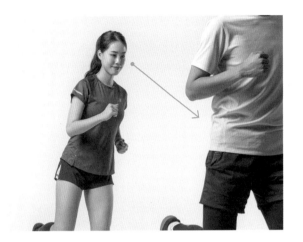

## 팔치기

달리면서 팔을 앞뒤로 흔드는 것을 '팔치기'라고 합니다. 달릴 때는 어깨에 힘을 빼고 팔꿈치
의 각도를 직각으로 만든 후 양손은 달걀을 쥐듯 가볍게 주먹을 쥐어줍니다. 달리면서 몸이 앞
으로 나갈 때 골반을 스치듯 주먹 쥔 손을 앞뒤로 경쾌하게 흔들면 됩니다. 이때 팔을 상체 앞
에서만 흔드는 경우가 많습니다. 한쪽 팔
꿈치를 뒤로 보내면 반대쪽 팔이 자연스레
앞으로 나오기 때문에 상체 앞에서 흔드는
것보다 상체 뒤로 보내는 팔 동작에 신경
을 써야 합니다.

우사인 볼트처럼 짧은 거리를 달리는 사람
들의 팔치기 동작을 보면 팔이 움직이는
범위가 굉장히 넓습니다. 그 이유는 팔치
기를 크게 하는 만큼 다리 보폭도 넓어지
기 때문입니다. 하지만 오래 달릴 때는 팔
치기를 크게 하면 체력 소모가 굉장히 큽
니다. 그렇기 때문에 자신의 팔을 앞뒤로
가장 크게 흔들 수 있는 범위에서 절반 정
도만 팔치기를 하는 것이 효율적입니다.

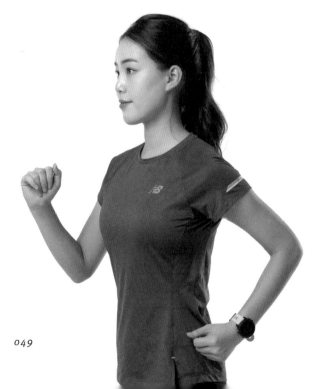

### · 힐스트라이크(Heel Strike)

발이 땅에 닿을 때 발뒤꿈치부터 발바닥 중간, 앞꿈치까지 순차적으로 닿는 주법입니다. 걷는 동작과 비슷해 가장 편하게 익힐 수 있는 주법입니다. 착지법 중에서 발이 지면에 닿아있는 시간이 가장 길기 때문에 단거리달리기에서는 효율적이지 않습니다. 또한 달리면서 관절과 근육에 전달되는 무게 충격이 가장 크기 때문에 무릎이 약한 사람에게 적합하지 않습니다.

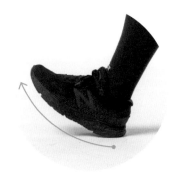

### · 미드풋(Mid foot)

발이 지면에 닿을 때 발뒤꿈치가 닿는 것이 생략되고 발바닥 중간부터 앞꿈치까지 닿는 주법입니다. 달리면서 관절과 근육으로 전달되는 무게 충격이 힐스트라이크보다 적고 빠른 속도를 내기에 적합합니다. 하지만 발목이 유연하지 못하거나 체중이 많이 나가는 사람이 갑자기 미드풋으로 달릴 경우 아킬레스건, 발목, 종아리에 무리가 올 수 있습니다. 따라서 이런 분들은 힐스트라이크로 달리면서 조금씩 미드풋을 연습하는 것이 좋습니다.

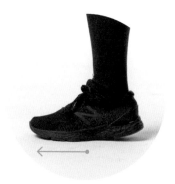

### · 포어풋(Fore foot)

발뒤꿈치와 발바닥 중간이 생략되고 앞꿈치 바깥쪽(새끼발가락)부터 안쪽(엄지발가락)으로 이어지는 주법입니다. 빠르게 달릴 때 가장 효율적인 주법이지만 다리에 가장 많은 부담을 주기 때문에 초보자에게 추천하지 않습니다. 실제로 일본의 오사코 스구루 선수는 포어풋 주법으로 달리면서 아시아 신기록을 세우긴 했지만 이 선수는 체지방이 거의 없어 몸이 매우 가벼운 데다 오랜 훈련으로 강한 다리 근력을 가졌습니다. 그만큼 어려운 주법이므로 처음부터 무리하게 연습하는 것은 좋지 않습니다.

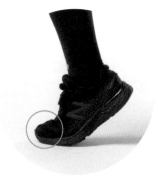

## | 지니코치 Tip | 나에게 적합한 착지법 찾기

### ➔ 나에게 적합한 착지법은?

착지법을 익힐 때는 잘 뛰는 사람을 무조건 따라 하기보다 시간을 두고 본인에게 맞는 착지법을 익히는 것이 중요합니다. 우선 발목이 약하거나 체중이 많이 나가는 사람이라면 힐스트라이크로 시작합니다. 틈틈이 오르막 달리기나 줄넘기를 하며 미드풋 착지법을 익히는 것이 좋습니다. 무릎이 약하다면 미드 풋으로 시작합니다. 미드풋 주법이 불편하게 느껴진다면 힐스트라이크로 달리면서 중간중간 미드풋으로 바꿔보며 적응해나갑니다. 웬만하면 포어풋은 추천하지 않지만 빠른 스피드로 달려보고 싶은 사람은 종종 연습해도 좋습니다.

### ➔ 착지법을 바꿀 때 도움되는 운동

착지법을 갑자기 바꾸면 관절과 근육은 많은 부하를 받게 됩니다. 착지법을 바꾸려면 우리 몸이 적응할 시간을 충분히 줘야 합니다. 힐스트라이크는 일반적으로 걸을 때와 비슷하기 때문에 따로 연습할 필요가 없지만 미드풋이나 포어풋으로 달리고 싶다면 발목의 힘과 유연성을 길러야 합니다. 줄넘기나 제자리에서 하는 점프 운동으로 발목을 단련하고 세라밴드를 이용하여 발목 스트레칭을 하는 것이 도움이 됩니다.

▶ 지니코치
착지법 비교하기

▶ 지니코치
착지법 이야기

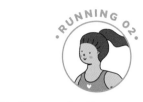

# 자세 교정에 도움이 되는
# 5분 스트레칭

## 1. 걷기 자세 교정하기

좌식 생활로 인해 수축되어 있는 장요근을 이완시키고 몸의 중심을 바로잡을 수 있는 스트레칭을 소개합니다. 장요근은 골반 앞쪽에 위치하며 상체와 하체를 연결하는 근육입니다. 이 근육이 짧아지면 엉덩이만 뒤로 빠지는 구부정한 자세가 되기 쉬워요. 다음 스트레칭을 꾸준히 하면 의식적으로 바른 자세를 취하지 않더라도 올바른 걷기 자세를 유지할 수 있고, 몸의 좌우 균형을 맞출 수 있습니다.

**장요근 스트레칭(좌우 10회 반복)**

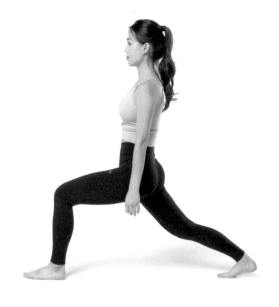

**1.** 바르게 선 후 왼발을 앞으로 내밀고 무릎을 직각으로 구부려 앉습니다.

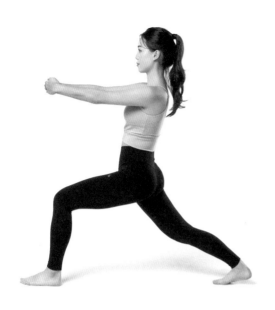

**2.** 들숨에 양팔을 앞으로 뻗어 깍지를 낍니다.

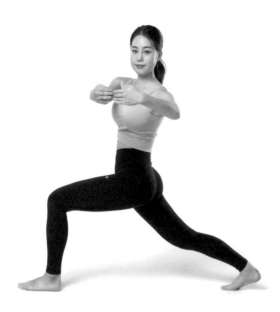

**3.** 날숨에 상체를 왼쪽으로 틀면서 10초간 유지하고 제자리로 돌아옵 니다.

 상체를 비틀 때 뒤쪽 다리의 서혜부(사타구니) 쪽에 자극이 오는데, 그 부분이 장요근입니다. 장요근은 서혜부 안쪽 깊숙한 곳에 있기 때문에 눈에는 근육의 움직임이 잘 보이지 않습니다. 이 부위를 인지하 면서 스트레칭을 해주세요.

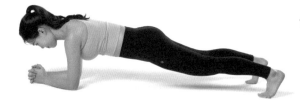

**1.** 바닥에 팔꿈치를 대고 엎드려 들숨에 발을 세우고 날숨에 몸통을 들어 올립니다. 손은 깍지를 끼고 복부에 힘을 주어 30초간 유지합니다.

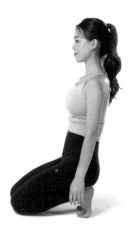

**2.** 편한 자세에서 30초간 쉽니다.

 **주의** 몸통이 일직선이 되게, 엉덩이를 높게 치켜들지 않도록 합니다. 복부에 힘을 주지 않으면 어깨와 허리 근육에 무리가 갑니다. 스트레칭에 익숙해지면 버티는 시간을 점차 늘려갑니다.

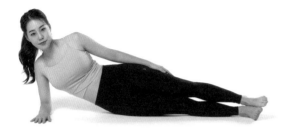

**1.** 오른쪽 팔꿈치를 바닥에 대고 옆으로 눕습니다.

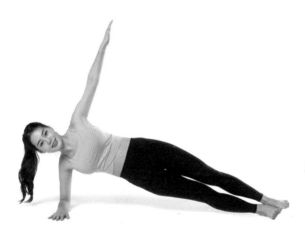

**2.** 들숨에 골반을 들어 올리고 날숨에 팔을 위쪽으로 올려 30초간 유지합니다. 제자리로 돌아와 30초간 쉽니다.

복부와 옆구리에 힘을 주지 않으면 어깨와 승모근에 힘이 많이 들어갑니다. 호흡을 깊게 내쉬면서 어깨 힘은 빼고 복부와 옆구리, 엉덩이 근육으로 버텨줍니다. 버티기 힘든 쪽일수록 횟수를 늘리거나 시간을 늘려 근육을 강화합니다.

## 2. 달리기 자세 교정하기

달리는 동안 자세를 교정하기는 매우 어렵습니다. 달리면서 계속 자세에 신경을 쓴다고 해도 후반부로 갈수록 몸이 지치기 때문에 턱이 들리거나 과도하게 상체를 숙이거나 다리가 뒤로 흐르는 등 자세가 흐트러지게 됩니다. 따라서 바른 달리기 자세를 만들기 위해 보강 운동을 꾸준히 해야 합니다. 달리기는 온몸을 사용하는 전신운동이지만 유독 많이 사용하는 근육들이 있습니다. 가장 중요한 근육은 장골근과 대요근이 합쳐진 장요근입니다. 장요근은 걷기와 달리기를 할 때 무릎을 들어 올리는 순간 사용되는 근육이지만 오랜 세월 좌식 생활을 해온 한국인들은 이 근육이 수축되어 있는 경우가 많습니다. 장요근이 수축되면 앞으로 나아가지 못하고 다리가 뒤로 흐르게 되며, 무릎을 제대로 들어 올리지 못해 제자리에서 발만 구르는 현상이 나타납니다. 아래 스트레칭으로 근육을 올바르게 사용하는 방법을 익혀보기 바랍니다.

**장요근 들기(3세트 반복)**

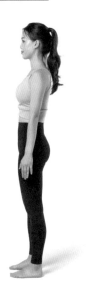 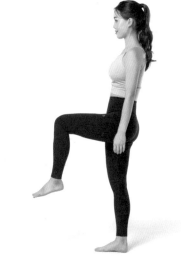

**1.** 허리를 꼿꼿이 펴고 발을 11자로 둡니다. 시선은 정면을 향합니다.

**2.** 무릎을 한쪽씩 직각으로 구부려 골반 높이까지 들어 올렸다가 내립니다. 양 무릎을 번갈아가며 1분간 빠르게 반복합니다.

 다리를 들어 올릴 때 상체가 흔들리면 장요근을 집중적으로 사용할 수 없습니다. 상체는 고정하고 오로지 장요근을 이용해서 다리를 들어 올리도록 합니다. 동작이 익숙해지면 시간을 점차 늘려갑니다.

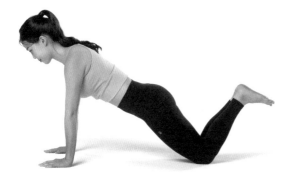

**1.** 무릎을 꿇고 앉아 양손으로 바닥을 짚고 발은 위로 들어 올립니다.

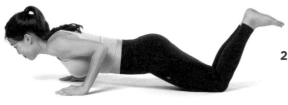

**2.** 날숨에 팔꿈치를 굽혔다가 들숨에 돌아옵니다. 총 10회 반복합니다.

 팔꿈치를 굽혔다 펼 때 완전히 쫙 펴면 관절을 다칠 수 있습니다. 80% 정도만 폈다가 다시 굽히며 동작을 반복합니다. 동작이 익숙해지면 점차 횟수를 늘립니다.

**T자 만들기(좌우 10회 반복)**

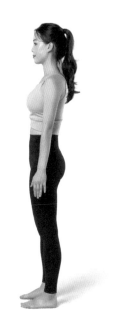

1. 허리를 꼿꼿이 펴고 발을 11자로 둡니다. 시선은 정면을 향합니다.

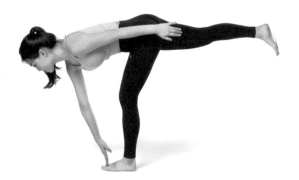

2. 천천히 상체를 숙이면서 동시에 오른발을 들어 올립니다. 오른손으로 왼발을 찍고 바로 제자리로 돌아옵니다.

 **주의** 넘어지지 않도록 지탱한 발로 바닥을 꾹 누르며 균형을 잘 잡아주세요.

### ➔ 아침 운동의 장단점

아침에 운동을 하면 하루를 상쾌하게 시작할 수 있고 집중력을 높일 수 있습니다. 또한 일찍 일어나는 만큼 일찍 자는 건강한 습관이 생깁니다. 하루를 맑은 정신으로 더 부지런히 보내고 싶다면 아침 운동을 추천합니다. 하지만 잠에서 깨어난 지 얼마 안 된 상태이기 때문에 충분한 워밍업 없이 바로 운동을 시작할 경우 다칠 위험이 있습니다. 또한 체력이 약한 사람들은 아침에 무리하면 하루 일과를 소화하기가 힘들 수 있습니다. 아침 루틴에 몸이 적응하려면 꽤 시간이 걸립니다. 적응하는 동안 시험이나 회의 등 중요한 일정이 있는 날에는 융통성 있게 운동 시간을 조절하는 것이 좋습니다.

### ➔ 저녁 운동의 장단점

아침부터 저녁까지 움직였기 때문에 몸이 뻣뻣하지 않고 유연해 운동 효율이 높습니다. 신진대사가 활발한 상태라 컨디션이 더 좋게 느껴지기도 합니다. 아침보다 저녁 달리기가 수월한 이유입니다. 평소보다 고강도 운동을 하고 싶다면 저녁 시간을 활용하는 것이 좋습니다. 적당한 저녁 운동은 숙면을 취하는 데 도움을 주지만 과한 운동은 오히려 수면을 방해하기도 합니다. 최소 잠들기 3시간 전에는 운동을 마치길 권합니다. 또한 어두운 곳에서도 눈에 잘 띄는 밝은색 운동복을 입어야 하고 돌발 상황에 대비하여 가능하면 인적이 드문 운동 장소는 피해야 합니다. 만약 몸이 너무 지친 상태라면 무리하게 운동을 하지 않는 것이 좋습니다.

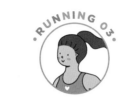

# 운동 효과를 높여주는
# 5분 스트레칭

## 1. 운동 전 동적 스트레칭

동적 스트레칭은 마치 운동을 하듯 근육과 관절을 움직이면서 몸을 풀어주는 스트레칭 방법입니다. 관절과 근육의 가동 범위를 넓히고, 운동할 때 사용하는 근육의 기능을 높여줄 수 있습니다. 운동 전에 정적 스트레칭을 하면 오히려 근육이 느슨해져 부상 위험이 늘어난다는 연구 결과가 나오면서 동적 스트레칭의 중요성이 높아졌습니다. 운동 전에 동적 스트레칭을 가볍게 따라 해주세요. 몸에 익혀두면 더 좋고요. 기본 동작이 익숙해져서 몸에 자극이 덜 온다면 응용 동작으로 진행합니다. 응용 동작은 발목 관절의 유연성을 높여주고 운동 리듬감을 키우는 데 도움이 됩니다.

**무릎 들어 올리기(8회 반복)**

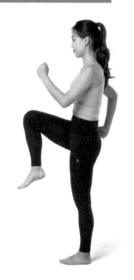

**1.** 오른쪽 무릎을 들어 올리며 경쾌하게 걷듯이 팔을 직각으로 구부려 힘차게 흔듭니다.

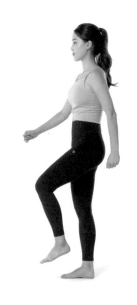

**2.** 무릎을 내리면서 세 걸음 앞으로 걸어갑니다. 팔은 자연스럽게 흔듭니다.

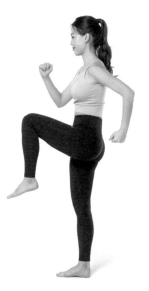

**3.** 왼쪽도 같은 방법으로 무릎과 팔을 들어 올립니다. 리듬감 있게 앞으로 나아가면서 과정 1~3을 반복합니다.

 과정 2를 생략하고 과정 1과 과정 3을 연결하여 오른발을 내리는 동시에 왼쪽 무릎과 팔을 들어 올리며 앞으로 나아갑니다.

 무릎을 내릴 때 발뒤꿈치를 들어 올리면서 발바닥 중간 부분으로 착지하면 동작을 리듬감 있게 할 수 있습니다. 발을 바닥에 너무 세게 내려놓으면 체중이 그대로 관절로 전달됩니다. 최대한 가볍게 내리세요.

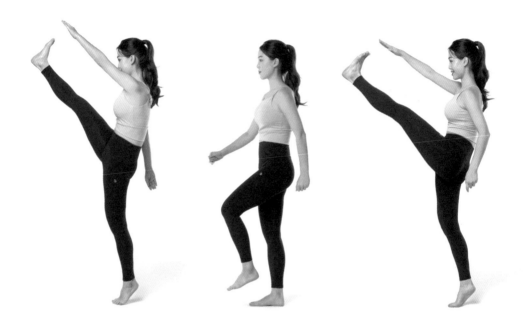

1. 바르게 서서 오른쪽 다리를 발차기하듯이 무릎을 굽히지 않고 들어 올립니다. 동시에 왼팔을 올려 발끝을 터치합니다.

2. 다리를 내리면서 세 걸음 앞으로 걸어갑니다. 팔은 자연스럽게 흔듭니다.

3. 같은 방법으로 왼쪽 다리와 오른팔을 들어 올립니다. 리듬감 있게 앞으로 나아가면서 과정 1~3을 반복합니다.

⊕ 응용  과정 2를 생략하고 과정 1과 과정 3을 연결하여 오른발을 내리는 동시에 왼쪽 다리와 오른팔을 들어 올리며 앞으로 나아갑니다.

⚠ 주의  다리를 내릴 때 발뒤꿈치를 들어 올리면서 발바닥 중간 부분으로 착지하면 동작을 리듬감 있게 할 수 있습니다. 다리를 올릴 때는 근육이 놀라지 않도록 가능한 만큼만 올립니다.

**골반 돌리기(8회 반복)**

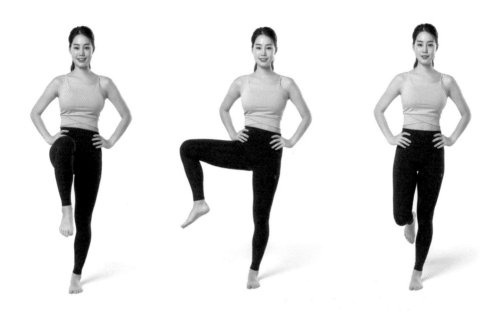

1. 바르게 서서 양팔은 허리에 올립니다. 오른쪽 다리를 직각으로 들어 올립니다.

2. 골반을 회전시키며 무릎을 안쪽에서 바깥쪽으로 원을 그리듯이 돌립니다.

3. 발을 내리면서 세 걸음 앞으로 걸어가고 왼쪽도 같은 방법으로 진행합니다. 리듬감 있게 앞으로 나아가면서 과정 1~3을 반복합니다.

 과정 2를 생략하고 과정 1과 과정 3을 연결하여 오른발을 내리는 동시에 왼쪽 무릎을 들어 올려 원을 그립니다.

 갑자기 빠르게 골반을 돌리면 주변 근육이 놀랄 수 있습니다. 원을 가능한 만큼 부드럽게 그리는 느낌으로 천천히 돌려주세요.

## 2. 운동 후 정적 스트레칭

정적 스트레칭은 근육과 관절을 이완시키는 동작입니다. 운동한 후에 정적 스트레칭으로 근육을 풀어주면 근육으로 흘러드는 혈류량이 증가하면서 몸이 빠르게 회복되도록 도와줍니다. 보통 운동 전에 하는 스트레칭은 중요하게 생각하는 반면, 운동 후에 하는 스트레칭은 빠트리기 쉽습니다. 운동 전 워밍업 단계보다 운동 후 쿨다운 단계가 더 중요하기 때문에 귀찮더라도 생략하지 말고 꼭 스트레칭을 해주세요.

**앉아서 윗몸 앞으로 굽히기(3회 반복)**

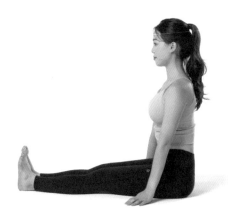

**1.** 두 다리를 뻗고 앉아 허리를 곧게 세웁니다.

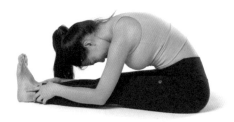

**2.** 상체를 배, 가슴, 턱 순으로 천천히 숙인 후 8초간 유지합니다. 다시 턱, 가슴, 배 순으로 상체를 세워줍니다.

 반동을 이용해 상체를 숙이면 허벅지 뒤쪽 근육이 다칠 수 있습니다. 무릎이 굽혀지지 않을 정도로 가능한 만큼만 상체를 숙여주세요.

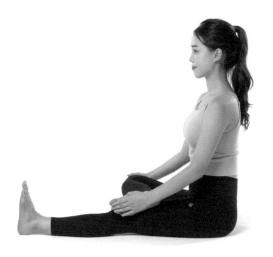

**1.** 두 다리를 뻗고 앉아 오른쪽 다리를 왼쪽 허벅지 위에 올려 숫자 4 모양을 만듭니다.

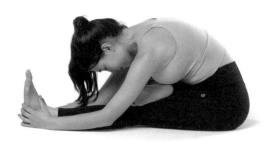

**2.** 상체를 배, 가슴, 턱 순으로 천천히 숙인 후 8초간 유지합니다. 다시 턱, 가슴, 배 순으로 상체를 세워줍니다.

골반이 뻣뻣한 경우 허벅지에 올린 다리 쪽의 엉덩이가 많이 뜨게 됩니다. 이때는 손을 골반 위에 올려 엉덩이를 바닥 쪽으로 지그시 눌러줍니다. 다리를 무리하게 늘이면 다칠 수 있으니 가능한 범위 안에서 진행해주세요.

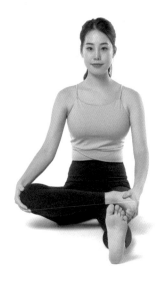

**1.** 두 다리를 뻗고 앉아 오른쪽 다리를
왼쪽 허벅지 위에 올려 숫자 4 모양
을 만듭니다.

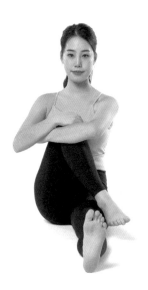

**2.** 오른쪽 무릎을 들어 상체와 가까워
지도록 감싸 안고 8초간 유지합니
다. 같은 방법으로 왼쪽도 반복합
니다.

주의

다리를 감싸 안을 때 허리가 숙여지면 스트레칭 효과가 떨어지기 때문에 허리를 곧게 펴도록 합니다.

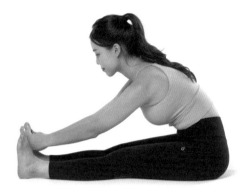

**1.** 두 다리를 뻗고 앉아 양손으로 오른쪽 발을 잡습니다.

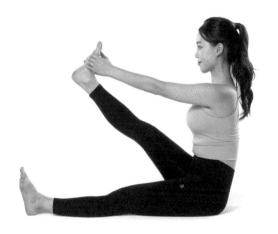

**2.** 무릎을 굽히지 않은 상태에서 다리를 그대로 들어 올려 8초간 유지합니다. 같은 방법으로 왼쪽도 반복합니다.

주의

햄스트링은 매우 예민한 부위이기 때문에 갑자기 근육을 늘일 경우 다칠 수 있습니다. 손이 발에 닿지 않는다면 발목이나 무릎을 잡아도 괜찮습니다. 가능한 만큼 천천히 늘여줍니다.

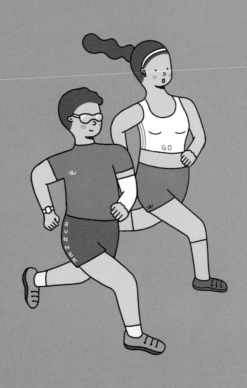

# 오늘부터 달리기!
# 초보자를 위한 러닝 훈련법

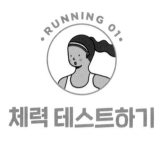

# 체력 테스트하기

달리기를 시작하기 전에, 자신의 체력을 확인하고 평소 운동 습관을 들여다보는 시간을 가져볼게요. 대한민국 성인이라면 누구나 한 번쯤 체력장을 해봤을 거예요. 운동을 좋아하는 사람에게는 재미있는 추억으로 남았을 테고, 반대로 운동을 싫어하는 사람에게는 힘든 기억으로 남았을 수도 있습니다. 이렇게 학생 때는 체력 측정이 의무였기 때문에 매년 자신의 체력을 확인할 수 있었지만, 성인이 된 이후에는 자발적으로 건강검진을 하는 것 말고는 그럴 기회가 전혀 없습니다. 우리 모두 학생 때의 추억을 되살려 체력 측정에 도전해볼까요? 물론 자신의 체력이 어느 정도인지 예상할 수는 있지만, 정확한 데이터로 확인하고 나면 그것만으로도 운동에 대한 동기부여를 받을 수 있습니다.

## 국민체력100

자신의 체력을 객관적으로 측정할 수 있는 쉬운 방법을 소개하려고 합니다. 바로 국민체육진흥공단에서 제공하는 스포츠 복지 서비스인 '국민체력100'입니다. 만 13세 이상 대한민국 국민이라면 누구나 전국 체력인증센터에서 무료로 체력 측정을 할 수 있습니다. 과학적인 방법으로 측정·평가하여 운동 상담 및 처방을 해주기 때문에 본인의 체력 상태를 정확하게 알 수 있고, 매년 꾸준히 참여한다면 생애 주기별로 자신의 체력 상태를 기록할 수 있습니다. 저 또한 운동을 자주 못 했던 어느 겨울에 체력 측정을 해보니 심폐지구력 등급이 낮게 나와 몹시 충격을 받고 다시 열심히 달리기를 했던 기억이 있습니다. 그냥 '운동을 자주 못 했구나' 하는 것과 정확한 데이터로 체력을 확인하는 것은 꽹장히 큰 차이가 있습니다. 또한 국민체력100에서는 매년 참가 이벤트를 통해 해외 마라톤 대회 참가권, 운동기구, 골전도 이어폰 등 다양한 상품을 주기도 합니다. 꼭 체력이 우수한 사람만 선발하는 방식이 아니니 부담 없이 참여해보세요.

- **사이트 온라인 접수** : 국민체력100 홈페이지(www.nfa.kspo.or.kr)에서 회원 가입 후 체력 측정 신청서를 작성합니다.
- **방문 접수** : 가까운 체력인증센터에 방문하여 체력 측정 신청서를 작성합니다.
- **유선 접수** : 가까운 체력인증센터에 연락하여 신청할 수 있습니다.
- 신청 시 홈페이지에서 예약 가능한 날짜와 공지 사항을 미리 확인하세요.

**성인기(만19세~64세) 체력 측정 항목**

| 구분 | 요인 | | 측정항목 |
|------|------|------|----------|
| 체격 | 신장 | | 신장(cm) |
| | 체중 | | 체중(kg) |
| | 체질량지수 | | 신체질량지수(BMI) |
| | 신체 구성 | | 체지방율(%) |
| 체력 | 건강 관련 체력 | 근력 | 상대악력 |
| | | 근지구력 | 교차윗몸일으키기 |
| | | 심폐지구력 | 왕복오래달리기 |
| | | 유연성 | 앉아서 윗몸 앞으로 굽히기(cm) |
| | 민첩성 | | 왕복달리기 |
| | 순발력 | | 제자리멀리뛰기 |

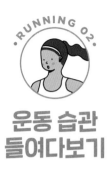

# 운동 습관
# 들여다보기

평소 운동을 전혀 하지 않던 사람이 갑자기 매일 달리기를 하면 긍정적인 효과보다는 부정적인 결과를 얻게 됩니다. 따로 시간을 들여 운동을 하는 만큼 효율적인 운동 효과를 얻기 위해서는 먼저 자신의 체력과 평소 운동 습관을 이해하는 것이 중요합니다. 평소에 엘리베이터보다 계단을 자주 이용하는지, 운동은 일주일에 몇 번 하는지, 어떤 운동을 몇 시간 동안 하는지 등 자신의 운동 습관을 솔직하게 작성해보세요. 운동을 전혀 하지 않더라도 상관없습니다. 우리는 아직 달리기를 시작하기 전이니까요. 그리고 앞으로 변화할 거니까요!

**· 평소 운동 습관**

예) 주로 집 근처 공원에서 조깅을 한다. 한 번 뛸 때마다 5~10km 정도 달리는 것 같다. 운동할 시간이 없을 때는 집에서 운동을 하는 편이고, 일상생활에서는 에스컬레이터보다 계단을 이용한다. 틈틈이 스트레칭도 하려고 노력한다.

_____

_____

_____

_____

## · 지난주 운동 기록

예) 지난주에는 4번이나 달렸다. 화요일에는 조깅 5km, 수요일에는 조깅 10km를 달렸고 목요일에는 스트레칭만 하고 쉬었다. 금요일에는 조깅 5km, 토요일에는 인터벌 트레이닝 1Km, 일요일에는 걷기 운동 30분을 했다.

_____

_____

_____

_____

_____

## · 운동 방해 요인

예) 아침잠이 많다. 시간 날 때 유튜브 영상을 보는 것이 너무 재미있다.

_____

_____

_____

_____

_____

## 건강 생활 습관 체크 리스트

다음은 건강과 관련된 생활 습관을 알아보기 위한 체크 리스트입니다. 활동적인 편이 아니더라도 가벼운 마음으로 답해주세요. 'Yes' 개수를 확인하고 본인의 생활 방식을 되돌아보는 시간을 가져보겠습니다.

### [ 운동 습관 ]

1. 일과 운동을 구분하고 있나요? 여기에서 '일'은 직장 생활, 학교생활, 가사 등 일상생활에서 신체를 움직이는 일이라고 생각하면 됩니다.
   ☐ YES
   ☐ NO

2. 평소 즐겨 하거나 꾸준히 하는 운동이 있나요?
   ☐ YES
   ☐ NO

3. 주 3회 이상 걷기, 달리기 등 유산소운동을 하고 있나요?
   ☐ YES
   ☐ NO

4. 주 3회 이상 스쿼트, 팔굽혀펴기 같은 근력 운동이나 웨이트 등 무산소운동을 하고 있나요?
   ☐ YES
   ☐ NO

5. 일상생활에서 틈틈이 스트레칭을 하고 있나요?
   ☐ YES
   ☐ NO

6. 계단을 오를 때 호흡의 변화 없이 가뿐히 오르나요?
   ☐ YES
   ☐ NO

7. 에스컬레이터를 이용하는 것보다 계단 오르기를 실천하고 있나요?
   ☐ YES
   ☐ NO

8. 최근 일주일 사이에 땀을 흘리며 운동한 적이 있나요?
   ☐ YES
   ☐ NO

9. 최근 6개월 사이에 운동복, 운동화, 스포츠 시계 등 운동과 관련된 물건을 산 적이 있나요?
   ☐ YES
   ☐ NO

[ 식습관 ]

10. 평소에 먹는 음식량과 식사 시간이 일정한 편인가요?
    ☐ YES
    ☐ NO

11. 최근 한 달 동안 배달 음식을 먹은 횟수가 3회 미만인가요?
    ☐ YES
    ☐ NO

12. 식사를 할 때 탄수화물, 지방, 단백질 등 영양소를 챙기는 편인가요?
    ☐ YES
    ☐ NO

13. 목이 마르기 전에 물을 수시로 조금씩 마시나요?
    ☐ YES
    ☐ NO

**[ 생활 습관 ]**

**14.** 건강검진을 정기적으로 받고 있나요?
　　☐ YES
　　☐ NO

**15.** 15분 내외 거리는 택시나 전동 킥보드를 타지 않고 걸어 다니나요?
　　☐ YES
　　☐ NO

**16.** 평소 TV나 휴대폰 영상을 볼 때 앉아있는 편인가요?
　　☐ YES
　　☐ NO

**17.** 잠드는 시간이 규칙적이고 7시간 이상의 숙면을 유지하고 있나요?
　　☐ YES
　　☐ NO

**18.** 주말에도 1시간 이상 야외 활동을 하는 편인가요?
　　☐ YES
　　☐ NO

**19.** 매일 아침 가벼운 몸과 마음으로 일어나나요?
　　☐ YES
　　☐ NO

**20.** 폭식 또는 음주를 제외하고 스트레스를 푸는 본인만의 방법이 있나요?
　　☐ YES
　　☐ NO

**YES 0~4개**

괜찮아요! 우리는 이제 시작인걸요. 지금까지는 건강과 거리가 먼 습관을 따라 생활해왔지만, 늦지 않았어요. 겁내지 말고 책에 나온 대로 차근차근 잘 따라오면 됩니다. 몸의 변화는 물론 마음까지 더 튼튼해질 거예요.

**YES 5~9개**

잘하고 있어요! 건강해지기 위한 노력을 게을리하지 않았네요. 이제 조금 더 욕심을 내서 멋있는 러너가 되어봅시다. 꾸준히 달릴수록 삶의 활력을 얻고 긍정적으로 변하는 자신을 발견하게 될 거예요.

**YES 10~14개**

정말 좋습니다! 지금처럼 꾸준히 운동하면서 건강한 삶을 즐기세요. 달리기가 처음이라도 무리 없이 배울 수 있을 거예요. 자신감을 갖고 하나씩 제대로 배우면 달리는 즐거움이 배가됩니다. 파이팅!

**YES 15개 이상**

혹시 운동선수인가요? 건강에 진심인 편이군요. 이미 건강한 생활을 하고 있겠지만, 가끔 휴식이나 회복이 필요한지 살펴볼 필요가 있습니다. 또한 지금처럼 좋은 습관을 유지하기 위해서 새로운 운동에 도전해보는 것도 좋습니다.

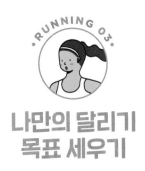

# 나만의 달리기 목표 세우기

여러분이 달리기를 하는 이유는 무엇인가요? 달리기로 이루고 싶은 목표는 무엇인가요? 취미, 습관, 건강, 체중, 기록 등 자신의 달리기 목표는 무엇인지 정확히 설정하는 것이 좋습니다. 또한 목표마다 행운의 아이템을 선정해보고 정해둔 목표를 달성했을 때 스스로에게 선물하는 것도 운동을 꾸준히 하는 데 도움이 됩니다.

### 취미

난이도 ★☆☆☆☆
행운의 아이템 : 러닝화

난이도가 가장 낮은 목표는 바로 취미입니다. 달리기를 전문적으로 하지 않아도 누구나 달리기를 즐길 수 있습니다. 일주일에 한 번 이상 내가 원하는 요일을 선택하여 자유롭게 달리기를 하면 됩니다. 취미로 달리기를 하더라도 집에 있는 운동화를 대충 신고 달리기보다는 러닝화를 착용하는 것이 좋습니다.

### 습관

난이도 ★★☆☆☆
행운의 아이템 : 다이어리

취미로 달리기를 계속 하다 보면 습관이라는 목표에 도달하게 됩니다. 달리기를 반복함으로써 달리는 행위가 자연스레 몸에 익습니다. 이제부터는 일주일에 두 번 이상 달려보세요. 달력이나 다이어리에 달린 날짜, 장소, 기분 등을 기록해둔다면 습관을 유지하는 데 도움이 됩니다.

## 건강

난이도 ★★★☆☆

행운의 아이템 : 단백질

건강을 위해서는 일주일에 세 번 이상 달려야 합니다. 꾸준히 달리다 보면 신체적인 변화뿐만 아니라 정신적으로도 건강해질 수 있습니다. "자존감은 체험으로부터 나온다"라는 말이 있습니다. 새로운 마음으로 운동을 시작하고 하루하루 작은 목표를 성취하다 보면 몸과 마음이 단단해질 겁니다. 갑자기 운동량을 늘릴 경우 영양 결핍이 올 수도 있으니 닭가슴살, 두부, 콩, 달걀 등 단백질이 풍부한 식단을 짜서 영양을 보충하는 것이 좋습니다.

## 체중

난이도 ★★★★☆

행운의 아이템 : 줄자

과체중이라면 먼저 달릴 수 있는 몸을 만드는 것이 중요합니다. 바로 달리기를 시작하는 것보다는 빠르게 걷기를 하며 몸에 무리가 가지 않게끔 체중을 줄여나가야 해요. 달려도 관절이나 근육에 무리가 없을 정도에 이르면 체중 감량을 위해 주 4회 이상 천천히 달리기를 지속합니다. 이때 근력 운동, 달리기 순으로 진행하면 더 효과적으로 체지방을 연소시킬 수 있습니다. 보통 다이어트를 할 때 체중계에 자주 올라가는데 그보다는 줄자로 허리둘레를 체크하는 것이 좋습니다. 물만 마셔도 500g은 금방 늘어나기 때문입니다.

## 기록

난이도 ★★★★★

행운의 아이템 : 스포츠 시계

달리면 달릴수록 모든 것이 좋아집니다. 심폐기능이 향상되면서 지구력이 강해지고 어느새 자신감도 붙습니다. 달리기 실력이 많이 늘면서 서서히 기록에 대한 욕심도 생깁니다. 이때 주의해야 할 점은 다른 사람의 기록과 비교하지 않는 것입니다. 사람마다 운동을 해온 기간이나 운동 능력이 다르기 때문에 타인은 절대 자신의 기준이 될 수 없습니다. 어제의 나보다 더 빠르게 달리는 것을 목표로 하겠습니다. 여러분, 이제 시계를 보며 페이스를 익혀야 할 때가 왔습니다. 일주일에 5회 이상 달려보도록 할게요. 파이팅!

# 나의 달리기 목표

"_____"

- 난이도 ☆☆☆☆☆

- 행운의 아이템 : _____

- 목표를 위한 다짐 : _____

_____

_____

_____

_____

_____

_____

_____

_____

_____

_____

_____

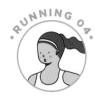

# 초보자를 위한
# 단계별 러닝 훈련법

새로 산 러닝화를 몸에 익히고 운동 습관을 기르기 위해 본격적으로 워밍업을 하는 단계입니다. 운동을 하는 것보다 운동 장소에 가기까지가 어렵다는 사실에 공감하는 분이 많을 겁니다. 오늘은 여러분이 앞으로 자주 달릴 코스를 걷고 달리며 다시 한 번 운동에 대한 마음가짐을 다져보겠습니다. 걷기에 익숙해지면 달리기 프로그램을 단계별로 시도해보세요. 아직 조금 부담스럽다면 나가기 전에 즐겁게 달리고 있는 자신을 상상해보세요. 기분이 좋아질 겁니다. 달리는 동안 사람들은 자신이 살아있다는 것을 강하게 느낀다고 합니다. 생각했던 것보다 상쾌하고 기분이 빠르게 전환됩니다. 달리다가 너무 힘들면 걸어도 괜찮습니다. 억지로 달리기보다 잠시 쉬면서 걷다 보면 다시 뛰고 싶어집니다.

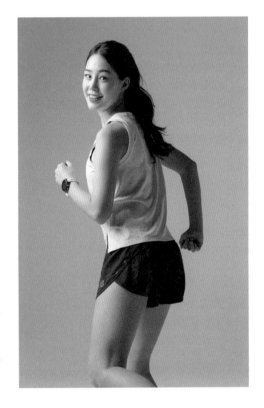

# 1. 단계별 30분 걷기 프로그램

달리기에 익숙해지려면 평소 걷는 것보다 빠른 속도로 걷는 연습이 필요합니다. 자유롭게 속도를 조절하며 걸어도 좋지만 컨디션에 따라 다음에 소개하는 1~5단계 프로그램을 선택해보세요. 프로그램 표에 써있는 페이스를 참고하여 걷는 행위를 의식하면서 경쾌하게 걷습니다. 운동 시간만 채우려다 보면 나도 모르게 휴대폰을 보게 되고, 자세가 무너져 운동이 되지 않습니다. 걷다가 다리에 쥐가 나거나 평소보다 심한 통증이 오면 그 자리에서 즉시 걷는 것을 멈추고 가볍게 심호흡을 한 다음 운동을 마무리합니다. 집에 돌아오면 스트레칭을 충분히 하고 휴식을 취하도록 합니다.

## 걷기 페이스

### ❶ 평소보다 느리게

평소 걷는 속도보다 느리게 걷습니다. 호흡을 깊게 내쉬면서 긴장을 풀고 마음을 편안하게 유지합니다. 다만 다리가 바닥에 끌리지 않도록 무릎을 들어 올리며 걷습니다.

### ❷ 평소 속도와 같게

평소 걷는 속도로 걷습니다. 보통 사람보다 속도가 느리거나 빠르더라도 자세는 바르게 유지합니다. 허리를 곧게 세우고 눈은 정면을 바라봅니다. 발이 뒤로 흐르지 않도록 신경 써야 합니다.

### ❸ 약간 빠르게

자세를 바르게 유지하면서 평소보다 약간 빠르게 걷습니다. 휴대폰을 보지 않고 허리를 꼿꼿하게 세우며 걷기 운동에 집중합니다.

### ❹ 호흡이 찰 정도로 빠르게

속도를 조금 올려 평소보다 2배 정도 빠르게 걷습니다. 호흡이 조금씩 가빠집니다. 체온이 올라가면서 땀이 조금씩 나기 시작하고 개운함을 느낄 수 있습니다.

### ❺ 뛰는 듯이 빠르게

본인이 가장 빠르게 걸을 수 있는 최대 속도를 유지하며 걷습니다. 속도가 나지 않는다면 팔을 앞뒤로 경쾌하게 흔들면서 다리를 쭉쭉 펴 앞으로 나아갑니다.

**1단계**

| 5분 | 5분 | 5분 | 5분 | 5분 | 5분 |
|---|---|---|---|---|---|
| ❷ | ❸ | ❷ | ❸ | ❷ | ❶ |

❷ 평소 속도와 같게 5분 + ❸ 약간 빠르게 5분 + ❷ 평소 속도와 같게 5분 + ❸ 약간 빠르게 5분 + ❷ 평소 속도와 같게 5분 + ❶ 평소보다 느리게 5분

**2단계**

| 5분 | 5분 | 5분 | 7분 | 5분 | 3분 |
|---|---|---|---|---|---|
| ❷ | ❸ | ❷ | ❸ | ❷ | ❶ |

❷ 평소 속도와 같게 5분 + ❸ 약간 빠르게 5분 + ❷ 평소 속도와 같게 5분 + ❸ 약간 빠르게 7분 + ❷ 평소 속도와 같게 5분 + ❶ 평소보다 느리게 3분

**3단계**

| 5분 | 5분 | 5분 | 5분 | 7분 | 3분 |
|---|---|---|---|---|---|
| ❷ | ❸ | ❹ | ❸ | ❷ | ❶ |

❷ 평소 속도와 같게 5분 + ❸ 약간 빠르게 5분 + ❹ 호흡이 찰 정도로 빠르게 5분 + ❸ 약간 빠르게 5분 + ❷ 평소 속도와 같게 7분 + ❶ 평소보다 느리게 3분

**4단계**

| 5분 | 5분 | 5분 | 5분 | 5분 | 5분 |
|---|---|---|---|---|---|
| ❷ | ❸ | ❹ | ❸ | ❹ | ❷ |

❷ 평소 속도와 같게 5분 + ❸ 약간 빠르게 5분 + ❹ 호흡이 찰 정도로 빠르게 5분 + ❸ 약간 빠르게 5분 + ❹ 호흡이 찰 정도로 빠르게 5분 + ❷ 평소 속도와 같게 5분

**5단계**

| 5분 | 5분 | 5분 | 5분 | 5분 | 5분 |
|---|---|---|---|---|---|
| ❸ | ❹ | ❸ | ❺ | ❸ | ❷ |

❸ 약간 빠르게 5분 + ❹ 호흡이 찰 정도로 빠르게 5분 + ❸ 약간 빠르게 5분 + ❺ 뛰는 듯이 빠르게 5분 + ❸ 약간 빠르게 5분 + ❷ 평소 속도와 같게 5분

## 2. 단계별 30분 달리기 프로그램

난이도별로 1~5단계 프로그램이 준비되어 있으니 컨디션에 맞춰 선택하세요. 달리는 동안 항상 기억해야 할 것은 주변 사람들을 의식하지 않는 거예요. 특히 나보다 빠르게 달리는 사람들과 무리 지어 달리는 사람이 있어도 위축되지 말고 본인의 달리기에 집중하세요. 남들보다 빠르게 달리는 것은 중요하지 않습니다. 달리다가 어지럽거나 평소보다 심한 통증이 오면 그 자리에서 바로 달리는 것을 멈추고 가볍게 심호흡을 한 다음 운동을 마무리하세요. 집으로 돌아오면 물을 충분히 마시고 휴식을 취하도록 합니다.

### 달리기 페이스

#### ① 편안하게 달리기

달리면서 혼잣말을 해도 힘들지 않을 정도의 속도로 달립니다. 1km당 7분 30초~8분 사이의 속도가 적당하며 편안하게 달릴 수 있어야 해요.

#### ② 경쾌하게 달리기

속도를 약간 올리되 부담이 느껴지지 않을 정도로 달립니다. 페이스를 정확하게 맞추기보다는 1km당 7분~7분 30초 사이의 속도로 일정하게 달리는 것이 중요해요.

#### ③ 보다 더 빠르게

전속력으로 달릴 때의 50% 속도로 달려보세요. 힘은 들지만 빠르다는 게 느껴지면 더욱 신나게 달릴 수 있어요. 1km당 6분 30초~7분 사이의 속도가 적당해요.

#### ④ 호흡이 찰 정도로 빠르게

호흡이 찰 정도로 빠르게 달립니다. 전속력으로 달릴 때의 70% 정도이며 1km당 6분~6분 30초 사이의 속도가 적당합니다.

#### ⑤ 가장 빠르게

전속력으로 달릴 때의 80% 속도로 달립니다. 1km당 5분 30초~6분 사이의 속도가 적당합니다. 속도에 대해서 겁먹지 말고 자신 있게 달려봅시다.

| 5분 | 5분 | 5분 | 10분 | 5분 |
|---|---|---|---|---|
| ❸ | ① | ❺ | ① | ❺ |

(걷기 ❸)약간 빠르게 걷기 5분 + ① 편안하게 달리기 5분 + (걷기 ❺)뛰는 듯이 빠르게 걷기 5분 + ① 편안하게 달리기 10분 + (걷기 ❺)뛰는 듯이 빠르게 걷기 5분

| 5분 | 5분 | 5분 | 5분 | 10분 |
|---|---|---|---|---|
| ❺ | ① | ② | ❺ | ① |

(걷기 ❺)뛰는 듯이 빠르게 걷기 5분 + ① 편안하게 달리기 5분 + ② 경쾌하게 달리기 5분 + (걷기 ❺)뛰는 듯이 빠르게 걷기 5분 + ① 편안하게 달리기 10분

| 5분 | 5분 | 5분 | 5분 | 5분 | 5분 |
|---|---|---|---|---|---|
| ❺ | ① | ② | ① | ③ | ① |

(걷기 ❺)뛰는 듯이 빠르게 걷기 5분 + ① 편안하게 달리기 5분 + ② 경쾌하게 달리기 5분 + ① 편안하게 달리기 5분 + ③ 보다 더 빠르게 5분 + ① 편안하게 달리기 5분

| 5분 | 5분 | 5분 | 10분 | 5분 |
|---|---|---|---|---|
| ① | ② | ③ | ④ | ① |

① 편안하게 달리기 5분 + ② 경쾌하게 달리기 5분 + ③ 보다 더 빠르게 5분 + ④ 호흡이 찰 정도로 빠르게 10분 + ① 편안하게 달리기 5분

| 5분 | 5분 | 5분 | 5분 | 5분 | 5분 |
|---|---|---|---|---|---|
| ① | ② | ③ | ④ | ⑤ | ① |

① 편안하게 달리기 5분 + ② 경쾌하게 날리기 5분 + ③ 보다 더 빠르게 5분 + ④ 호흡이 찰 정도로 빠르게 5분 + ⑤ 가장 빠르게 5분 + ① 편안하게 달리기 5분

## 3. 초보자를 위한 4주 프로그램

달리기가 처음인 분들을 위한, 걷기부터 시작하는 달리기 4주 프로그램입니다. 주 2회 휴식, 주 5회 운동 또는 스트레칭으로 구성되어 있습니다. 날씨가 좋지 않거나 개인 일정이 있는 날은 요일을 바꿔서 진행해도 괜찮습니다. 어느 정도 달리기에 적응했다면 스포츠 브랜드 뉴발란스에서 진행하는 10km 마라톤 대회 훈련법을 따라 달려보세요. 10km 마라톤 대회는 꾸준히 달리기를 할 수 있는 동기부여가 됩니다.

**초보자용 4주 프로그램**

| 월 | 화 | 수 | 목 | 금 | 토 | 일 |
|---|---|---|---|---|---|---|
| 1<br>걷기<br>1단계 | 2<br>걷기 자세<br>교정하기<br>스트레칭 | 3<br>걷기<br>2단계 | 4<br>휴식 | 5<br>걷기 자세<br>교정하기<br>스트레칭 | 6<br>걷기<br>3단계 | 7<br>휴식 |
| 8<br>걷기<br>3단계 | 9<br>달리기 자세<br>교정하기<br>스트레칭 | 10<br>걷기<br>4단계 | 11<br>휴식 | 12<br>달리기 자세<br>교정하기<br>스트레칭 | 13<br>달리기<br>1단계 | 14<br>휴식 |
| 15<br>달리기<br>1단계 | 16<br>걷기<br>5단계 | 17<br>달리기<br>2단계 | 18<br>휴식 | 19<br>달리기 자세<br>교정하기<br>스트레칭 | 20<br>달리기<br>3단계 | 21<br>휴식 |
| 22<br>달리기<br>2단계 | 23<br>걷기<br>4단계 | 24<br>달리기<br>3단계 | 25<br>휴식 | 26<br>달리기 자세<br>교정하기<br>스트레칭 | 27<br>달리기<br>4단계 | 28<br>휴식 |
| 29<br>달리기<br>3단계 | 30<br>달리기<br>1단계 | 31<br>달리기<br>5단계 | | | | |

## 뉴발란스 런온서울 5주 프로그램

| 구분 | 훈련 목표 | 내용 |
|---|---|---|
| 1주 차 | 체력 강화 | 1. 동적 스트레칭<br>2. 서킷 트레이닝(QR) |
| 2주 차 | 개인 운동 능력 파악 | 1. 동적 스트레칭<br>2. 워밍업 조깅(10~15분)<br>3. 5km 기록 측정<br>4. 쿨다운 조깅(10분)<br>5. 코어 운동 |
| 3주 차 | 지구력 훈련 | 1. 동적 스트레칭<br>2. 달리기 자세 교정하기 스트레칭<br>3. 지속주(10km) |
| 4주 차 | 스피드 훈련 | 1. 동적 스트레칭<br>2. 워밍업 조깅(10~15분)<br>3. 인터벌 훈련(400m, 7회)<br>4. 쿨다운 조깅(10분)<br>5. 정적 스트레칭 |
| 5주 차 | 시합 준비 | 1. 동적 스트레칭<br>2. 워밍업 조깅(10~15분)<br>3. 인터벌 훈련(1,000m, 1회)<br>4. 정적 스트레칭 |
| D-day | | **10km 마라톤 대회 참가** |

※ 참고 페이지
- 걷기 자세 교정하기 스트레칭 : 52~55쪽
- 달리기 자세 교정하기 스트레칭 : 56~58쪽
- 운동 전 동적 스트레칭 : 60~63쪽
- 운동 후 정적 스트레칭 : 64~67쪽
- 걷기 단계별 프로그램 : 82~83쪽
- 달리기 단계별 프로그램 : 84~85쪽
- 훈련별 페이스 및 거리 설정하기 : 104쪽

 ▶ 지니코치
서킷 트레이닝

### ➔ 달릴 때 적당한 보폭은?

우선 보폭과 보속의 차이점을 알아보겠습니다. 보폭은 걷거나 달리는 동안 오른발과 왼발 사이의 간격을 의미하고 보속은 달리는 동안 발이 지면에 닫는 횟수를 의미합니다. 다리를 멀리 뻗으면 보폭이 넓어지고 단거리 선수처럼 빠르게 달릴 수 있지만 오래달리기에서 과하게 다리를 뻗으면 에너지를 더 많이 사용하게 되어 다리에 피로감이 쌓입니다.

사람마다 신장의 차이가 있기 때문에 수치상으로 적당한 보폭을 나타내기는 어렵지만 대체로 본인의 평상시 걸음걸이와 비슷한 보폭으로 달리면 됩니다. 빠르게 달릴수록 보폭은 자연스럽게 넓어지기 때문에 일부러 보폭을 늘리려고 하기보다는 보속을 올리는 것이 좋습니다. 보속을 올리려면 착지할 때 몸통을 기준으로 다리가 뒤로 흐르기 전에 재빠르게 다리를 감아 몸통 앞으로 착지해야 합니다. 또한 팔을 빠르게 칠수록 다리 보속도 덩달아 빨라집니다. 스포츠 시계 중 가민 시계는 보속을 측정할 수 있어 편리합니다.

### ➔ 숨이 찰 때 이겨내는 방법

먼저, 인상을 쓰지 않도록 합니다. 인상을 쓸 때 얼굴 근육을 사용하기 때문에 에너지가 소비된다고 합니다. 또한 얼굴 주변 근육까지 긴장되기 때문에 몸이 굳거나 경직된 상태로 달리게 됩니다. 미세한 차이겠지만 운동 중에 불필요한 에너지를 소비하지 않도록 힘들어도 기분 좋게 웃으면서 달리는 것이 좋습니다.

다음으로, 달리기 동작에 변화를 줍니다. 숨이 찰 정도로 힘들면 분명 자세는 흐트러지게 됩니다. 다리가 늘어지기 시작하면 속도는 더 느려지고 다리를 앞으로 뻗는 것이 힘들어집니다. 다리가 땅에 닿는 시간을 줄이기 위해 무릎을 더 높이 들어 올리거나 다리를 크게 감으면서 동작에 변화를 주는 것이 좋습니다. 그러다 보면 동작의 리듬이 되살아나면서 힘든 시점을 이겨내는 데 도움이 됩니다.

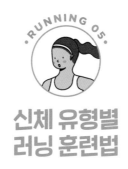

## 신체 유형별 러닝 훈련법

### 1. 체중이 많이 나가는 유형

체중이 많이 나가는 사람이라면 우선 달리기에 적합한 몸부터 만들길 권합니다. 갑작스럽게 운동량을 확 늘리면 호흡곤란이나 어지럼증을 느낄 수 있습니다. 먼저 활기차게 걷기부터 시작해 보는 건 어떨까요? 평소처럼 걷는 것으로는 체지방 분해 효과를 보기가 어렵습니다. 바른 자세를 취하고 호흡이 찰 정도의 속도로 빠르게 걸어보세요. 매일 체중계에 올라가 몸무게를 확인하는 것이 부담스럽다면 줄자나 거울을 이용해 직접 눈으로 몸 상태를 체크하는 것도 좋은 방법입니다. 허벅지, 종아리, 팔뚝, 복부 등 쉽게 살이 붙는 부위의 둘레를 주기적으로 측정해보세요. 숫자에 연연하다 보면 오히려 스트레스를 받을 수 있으니 둘레의 수치는 참고만 하세요. 운동을 꾸준히 하다 보면 수치는 자연스레 줄어드니 걱정하지 않아도 됩니다. 혹시 운동을 하다가 너무 피로하다고 느껴지면 쉬어도 괜찮아요. 대신 한 번 쉬고 나면 그다음에는 두 번, 세 번 쉬기 쉽다는 사실을 잊지 마세요!

**추천 프로그램**

다음 프로그램을 반복하며 몸이 달리기에 적응할 수 있는 시간을 주세요. 보강 운동은 체중을 줄이는 데 도움이 됩니다. 단계별 프로그램은 앞쪽 본문을 참고하여 본인 운동 수준에 맞춰 조정합니다. 달리기 운동이 끝났을 때 땀이 나고 호흡이 적당히 차는 정도가 좋습니다.

| 월 | 화 | 수 | 목 | 금 | 토 | 일 |
|---|---|---|---|---|---|---|
| 동적 스트레칭 | 동적 스트레칭 | 동적 스트레칭 | 정적 스트레칭 | 동적 스트레칭 | 동적 스트레칭 | 정적 스트레칭 |
| 달리기 1단계 | 걷기 2단계 | 달리기 2단계 | | 걷기 자세 교정하기 | 걷기 3단계 | |
| 플랭크 (30초 2세트) | T자 만들기 (좌우 10회 2세트) | 플랭크 (30초 3세트) | | T자 만들기 (좌우 15회 2세트) | 사이드 플랭크 (좌우 30초 1세트) | |
| 정적 스트레칭 | 정적 스트레칭 | 정적 스트레칭 | | 정적 스트레칭 | 정적 스트레칭 | |

※ 단계별 프로그램 : 82~85쪽 참고

## | 지니코치 Tip | 이 유형에 도움되는 팁

### ➔ 피부 마찰 예방하기

달리기를 하다 보면 허벅지나 겨드랑이 부위의 피부가 쓸리는 경우가 있는데 운동하기 전에 미리 마찰되는 부위에 바세린을 듬뿍 발라두면 쓸리는 현상이 덜합니다. 상처가 났다면, 건조한 상태에서 상처 연고를 발라주세요. 또한 뒤꿈치나 발목 주변이 신발에 자주 쓸린다면 그 부위에 테이핑을 잘라 붙이는 방법도 있어요.

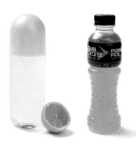

### ➔ 적절하게 수분 섭취하기

수분이 부족하면 몸이 쉽게 지칠뿐더러 근육을 키우거나 체지방을 줄이기 어렵습니다. 달리면서 땀을 흘린 만큼 수분을 보충해줘야 하는데, 자기 전후 의식적으로 물을 마시고 운동 전후, 중간중간에도 조금씩 자주 마셔야 합니다. 물로만 수분을 섭취하는 것이 어렵다면 물에 레몬 즙을 첨가해 마시거나 이온 음료를 마셔도 좋습니다. 여름철엔 수박, 겨울철엔 귤 등 수분이 많은 과일을 자주 섭취하는 것도 좋은 방법이에요.

# 2. 체력이 약한 유형

체력이 약하다면 처음부터 무리해서 달리면 안 됩니다. 달리기는 체력 소모가 큰 운동이기 때문에 몸을 더욱 달래가면서 해야 합니다. 또한 회복이 필요한 시점을 미리 파악해둬야 합니다. 물론 운동을 하다 보면 체력이 떨어지고 그걸 극복하는 과정에서 운동 실력이 향상되지만 워낙 체력이 약한 사람은 조금 다르게 접근해야 합니다.

체력이 약한 사람이 효율적으로 달리려면 힘을 아끼고 에너지를 충전하는 시간이 충분해야 합니다. 점점 체력이 좋아지는 것이 느껴질 때쯤 회복 시간을 점점 줄이고 운동량을 늘리면 됩니다. 특히 이 유형에 속하는 분들은 달리다가 체력적인 힘듦을 이겨내지 못하거나 대회에서 완주를 하지 못했을 때 정신력과 연관 짓지 않았으면 좋겠어요. 체력이 좋아지면 정신력은 언제든지 발휘할 수 있습니다. 너무 실망하거나 일찍 포기하지 마세요!

**추천 프로그램**

아래 프로그램을 반복하며 몸이 달리기에 적응할 수 있는 시간을 주세요. 운동량이 부족하다고 느껴지더라도 불안해하지 말고 틈틈이 스트레칭과 근력 운동을 해주세요. 그래야 달릴 수 있는 체력이 만들어집니다. 단계별 프로그램은 앞쪽 본문을 참고하여 본인 운동 수준에 맞춰 조정합니다. 달리기 운동이 끝났을 때 땀이 나고 호흡이 적당히 차는 정도가 좋습니다.

| 월 | 화 | 수 | 목 | 금 | 토 | 일 |
|---|---|---|---|---|---|---|
| 동적 스트레칭 | 동적 스트레칭 | 동적 스트레칭 | | 동적 스트레칭 | 동적 스트레칭 | |
| 달리기 1단계 | 걷기 3단계 | 달리기 3단계 | 정적 스트레칭 | 달리기 자세 교정하기 | 걷기 5단계 | 정적 스트레칭 |
| 플랭크 (30초 2세트) | 팔굽혀펴기 (10회 1세트) | 팔굽혀펴기 (10회 2세트) | | 플랭크 (30초 3세트) | 사이드 플랭크 (좌우 30초 1세트) | |
| 정적 스트레칭 | 정적 스트레칭 | 정적 스트레칭 | | 정적 스트레칭 | 정적 스트레칭 | |

※ 단계별 프로그램 : 82~85쪽 참고

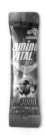

### → 필수아미노산 BCAA 섭취하기

음식으로 영양분을 고루 섭취하는 것이 가장 바람직하지만, 운동을 한 후 남들보다 쉽게 지친다면 필수아미노산 성분인 BCAA 영양제 섭취를 고려해보는 것도 좋은 방법입니다. BCAA는 손상된 근육을 회복시키는 데 도움을 줍니다. 운동 전에 섭취하면 지구력을 유지하는 데 도움이 되며 뇌의 피로도 줄일 수 있습니다. BCAA 영양제와 단백질 보충제를 함께 섭취하면 운동 후 근 손실 예방에 더 효과가 좋습니다.

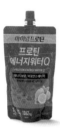

### → 러너들의 간식 파워젤 섭취하기

파워젤은 짜서 먹는 간편식입니다. 운동 후 또는 달리는 동안에 몸에 에너지가 부족할 때 파워젤을 먹습니다. 당 성분이라 매우 달고 식감도 천차만별이기 때문에 개인이 선호하는 맛으로 선택하는 것이 좋습니다. 달리면서 쉽게 지친다거나 평소보다 오래 달려야 하는 날 파워젤을 미리 챙겨두어 달리는 동안 에너지가 필요한 시점에 섭취하면 됩니다. 파워젤은 단당류와 다당류로 나뉩니다. 단당류를 섭취하면 소화가 빠르고 짧은 시간 동안 강한 에너지를 낼 수 있습니다. 반면, 다당류는 단당류에 비해 소화가 느리지만 지속적으로 에너지를 공급합니다. 마라톤 대회에서 주로 섭취하는 파워젤은 단당류 성분입니다.

## 3. 근력이 약한 유형

근력이 약한 사람은 남들보다 더 부지런히 노력해야 합니다. 근력이 부족한 상태에서 무작정 달렸을 때 근육에서 흡수할 수 있는 피로나 충격들이 제한적이기 때문에 흡수되지 못한 충격은 관절과 인대 등에 그대로 전달됩니다. 본인 스스로 무릎, 발목, 고관절 등의 관절이 약하다고 생각하는 사람들이 많은데, 실제로 보면 관절보다는 근력이 약한 경우가 많습니다. 적절한 근력 운동을 병행하면서 달리기를 하면 근육은 물론 관절과 인대도 더 튼튼해질 수 있어요. 밥을 먹고 난 다음 디저트를 먹듯이, 근력이 약한 분들은 달리고 난 뒤에 잊지 말고 근력 운동을 성실하게 해주세요.

**추천 프로그램**

아래 프로그램을 반복하며 몸이 달리기에 적응할 수 있는 시간을 주세요. 보강 운동은 근력을 기르는 데 도움이 됩니다. 특히, 보강 운동을 끝내고 난 후 허벅지 근육이 수축되기 때문에 정적 스트레칭으로 근육을 이완시켜 주세요. 단계별 프로그램은 앞쪽 본문을 참고하여 본인 운동 수준에 맞춰 조정합니다. 달리기 운동이 끝났을 때 땀이 나고 호흡이 적당히 차는 정도가 좋습니다.

| 월 | 화 | 수 | 목 | 금 | 토 | 일 |
|---|---|---|---|---|---|---|
| 동적 스트레칭 | 동적 스트레칭 | 동적 스트레칭 | | 동적 스트레칭 | 동적 스트레칭 | |
| 달리기 2단계 | 걷기 3단계 | 달리기 4단계 | | 달리기 자세 교정하기 | 달리기 3단계 | |
| 플랭크 (30초 3세트) | 팔굽혀펴기 (10회 2세트) | 스쿼트 (15회 3세트) | 정적 스트레칭 | 스쿼트 (20회 3세트) | 사이드 플랭크 (좌우 30초 1세트) | 정적 스트레칭 |
| 정적 스트레칭 | 성적 스트레칭 | 전적 스트레칭 | | 정적 스트레칭 | 정적 스트레칭 | |

※ 단계별 프로그램 : 82~85쪽 참고

### ➔ 단백질 보충제 프로틴 섭취하기

프로틴은 쉽게 섭취할 수 있도록 가루 형태로 만든 단백질 보충제입니다. 음식으로 섭취하는 단백질 함량이 부족할 때, 운동하면서 발생하는 근 손실을 예방하고 싶을 때 프로틴을 섭취합니다. 근력이 약한 사람들은 대개 근육량도 적은 편인데, 운동을 하면서 음식만으로 단백질을 충분히 섭취하기 어렵다면 단백질 보충제를 추가로 챙겨 먹는 것이 좋습니다. 프로틴을 구매한다면, 적정 섭취량이 정해져 있으니 운동한 후에 가이드에 맞게 섭취하면 됩니다. 다만, 특정 음식물에 알레르기가 있다면 프로틴 성분을 잘 살펴보고 신중하게 선택해야 합니다.

### ➔ 근력 강화를 돕는 점프 스쿼트

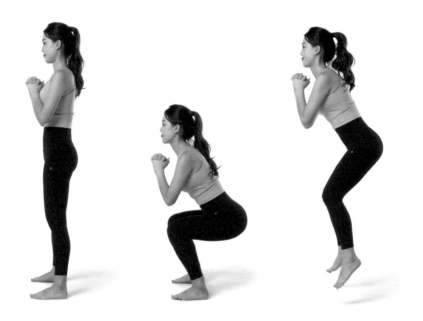

1. 발을 11자 또는 팔(八) 자로 놓고 선 후 양손은 가슴 앞에 모아 깍지를 낍니다.
2. 허벅지와 엉덩이 힘으로 앉으며 무릎이 직각으로 굽혀질 정도로 앉습니다. 이때 무릎에 무리가 가지 않도록 무게중심을 몸 뒤쪽으로 하고 무릎이 발끝보다 앞으로 나오지 않도록 합니다.
3. 무릎을 완전히 펴지 않은 채 위로 점프한 후 과정 2 자세로 돌아갑니다. 무릎을 완전히 펴면 스쿼트 자세를 유지하기 어렵습니다. 10~15회씩 3세트 진행합니다.

## 4. 유연성이 부족한 유형

유연성은 운동 수행에 영향을 미치는 중요한 체력 요소입니다. 유연성이 부족하면 관절과 근육의 움직임이 자신의 가동 범위 이상으로 일어날 때 쉽게 부상을 입을 수 있습니다. 하지만 아무리 몸이 유연해도 달리는 동안 움직임이 자유롭지 못한 사람도 있고, 반대로 유연성은 떨어지지만 달리는 동안 움직임이 자유로운 사람이 있습니다. 이 유형에게 적합한 달리기 프로그램은 꾸준한 스트레칭과 달리기 연습을 병행하는 것입니다. 우선 기본적인 스트레칭으로 유연성을 끌어올린 다음 동적 스트레칭을 통해 달리기의 움직임을 익히면서 운동 중에 자연스럽게 근육과 관절 사용법을 배워야 합니다. 유연성을 늘리고 싶다면 매일 꾸준히 스트레칭을 해주세요.

**추천 프로그램**

아래 프로그램을 반복하며 몸이 달리기에 적응할 수 있는 시간을 주세요. 이 유형은 스트레칭으로 장요근을 늘여주어야 달리는 동안 다리 움직임이 자연스러워집니다. 또한 운동 전후에도 스트레칭을 꾸준히 해주어야 합니다. 단계별 프로그램은 앞쪽 본문을 참고하여 본인 운동 수준에 맞춰 조정합니다. 달리기 운동이 끝났을 때 땀이 나고 호흡이 적당히 차는 정도가 좋습니다.

| 월 | 화 | 수 | 목 | 금 | 토 | 일 |
|---|---|---|---|---|---|---|
| 동적 스트레칭 | 동적 스트레칭 | 동적 스트레칭 | 정적 스트레칭 | 동적 스트레칭 | 동적 스트레칭 | 정적 스트레칭 |
| 달리기 3단계 | 걷기 3단계 | 달리기 4단계 | | 걷기 자세 교정하기 | 달리기 5단계 | |
| 장요근 들기 (10분) | 플랭크 (40초 3세트) | 장요근 들기 (10분) | | 달리기 자세 교정하기 | 사이드 플랭크 (좌우 30초 1세트) | |
| 정적 스트레칭 | 정적 스트레칭 | 정적 스트레칭 | | 정적 스트레칭 | 정적 스트레칭 | |

※ 단계별 프로그램 : 82~85쪽 참고

### ➔ 햄스트링 유연성 키우기

유연성이 떨어지는 사람들은 보통 허벅지 뒤쪽(햄스트링) 근육이 과하게 긴장되어 있거나 짧아져 있는 경우가 많기 때문에 운동 중 허벅지 부상이 잦은 편입니다. 그뿐만 아니라 햄스트링이 과하게 긴장되어 있으면 걸을 때도 무릎, 고관절의 충격 흡수가 제대로 되지 않아 여러 통증을 유발하기도 합니다.

누운 상태에서 왼쪽 다리는 바닥에 그대로 두고 오른쪽 다리만 가볍게 들어 올려봅니다. 바닥을 기준으로 왼쪽과 오른쪽 다리 사이의 각도가 몇 도인지 어림잡아보세요. 다리의 각도가 70도 이상이면 정상 범위이고 그 이하라면 햄스트링 근육의 유연성이 떨어져 있는 편입니다. 햄스트링은 예민한 근육입니다. 유연성을 측정하기 위해 무리해서 다리를 들어 올리지 마세요.

근육의 유연성은 스트레칭을 멈추고 2주 정도 지나면 스트레칭을 하기 전 상태로 돌아가기 때문에 무엇보다 꾸준히 하는 것이 중요합니다. 잠들기 전 5분만 시간을 내어 아래에 소개하는 운동을 진행해주세요. 이미 햄스트링에 통증이 심하다면 스트레칭보다는 치료를 받는 것이 좋습니다.

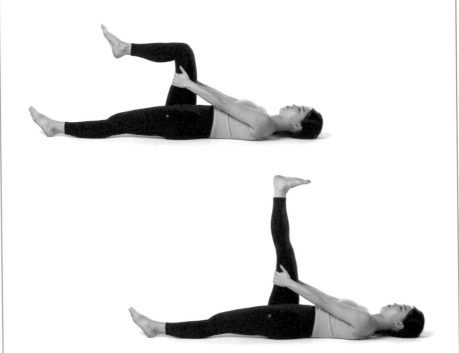

1. 누운 자세에서 오른쪽 허벅지 뒤에 깍지를 끼고 들어 올린 후 무릎을 직각으로 구부립니다.
2. 숨을 깊게 내쉬면서 무릎 접었다 폈다를 15회 반복합니다. 반대쪽도 같은 방법으로 진행합니다.

# 5. 운동 부상이 잦은 유형

남들보다 자주 넘어지거나 운동할 때마다 다친다면 달리기를 시작하기 전에 어떤 요인으로 다쳤는지 스스로 파악해볼 필요가 있습니다. 외부 요인은 예상하기 어렵지만 내부 요인은 미리 알아두면 주의하고 피할 수 있을 겁니다. 선천적으로 몸에 문제가 있거나, 일과 중에 몸이 회복될 시간이 없다거나, 심리적인 영향을 많이 받거나 등 원인은 매우 다양합니다. 지난날의 운동 경험을 되돌아보며 어떤 문제가 있었는지 되짚어보세요. 미리 주의할 수 있도록 메모해두면 더 좋습니다.

### 추천 프로그램

아래 프로그램을 반복하며 몸이 달리기에 적응할 수 있는 시간을 주세요. 부상을 예방할 수 있도록 스트레칭을 꼭 선행하고 시간 날 때마다 약한 부위를 어루만져 마사지를 해주세요. 단계별 프로그램은 앞쪽 본문을 참고하여 본인 운동 수준에 맞춰 조정합니다. 달리기 운동이 끝났을 때 땀이 나고 호흡이 적당히 차는 정도가 좋습니다.

| 월 | 화 | 수 | 목 | 금 | 토 | 일 |
|---|---|---|---|---|---|---|
| 동적 스트레칭 | 동적 스트레칭 | 동적 스트레칭 | 정적 스트레칭 및 마사지 (10분) | 동적 스트레칭 | 동적 스트레칭 | 정적 스트레칭 및 마사지 (10분) |
| 달리기 2단계 | 걷기 2단계 | 달리기 1단계 | | 달리기 자세 교정하기 | 달리기 3단계 | |
| 장요근 들기 (10분) | 장요근 들기 (10분) | T자 만들기 (좌우 15회 3세트) | | 플랭크 (40초 3세트) | 사이드 플랭크 (좌우 30초 2세트) | |
| 정적 스트레칭 | 정적 스트레칭 | 정적 스트레칭 | | 정적 스트레칭 | 정적 스트레칭 | |

※ 단계별 프로그램 : 82~85쪽 참고

➔ **집에서 쉽게 마사지하기**

근육 통증이 있을 때 손으로 세게 근육을 주무르면 자칫 염증 부위를 건드려 오히려 통증이 악화되는 경우가 있습니다. 부상이 오기 전에 예방하는 방법을 알려드릴게요. 마사지의 기본인 마찰을 이용하면 아프지 않으면서 쉽게 마사지할 수 있습니다. 손바닥을 근육이 뭉친 부위나 다쳤던 부위에 올려 문질러서 열을 내거나 체중을 실어 지그시 눌러줍니다. 혹은 집에 폼롤러, 요가링 등의 스트레칭 도구가 있다면 이런 도구를 써서 종아리, 엉덩이, 허벅지를 골고루 문질러줍니다.

달리기를 하면서 가장 부상이 잦은 부위가 종아리근육과 무릎관절인데 대부분 근육이 심하게 수축된 상태에서 부상이 생깁니다. 따라서 운동 전후에 마사지를 하여 근육을 풀어주는 것이 좋습니다.

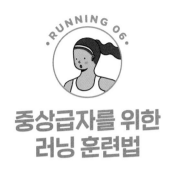

# 중상급자를 위한 러닝 훈련법

운동에 익숙해지면 횟수를 늘리거나 들어 올리는 기구의 무게를 올리는 것처럼, 달리기도 점점 강도를 높여 먼 거리를 짧은 시간에 완주할 수 있는 연습을 해야 합니다. 오래달리기는 빨리 달리기에 도전하는 중급자 훈련법입니다. 초급자 훈련법에 익숙해진 분들이라면 전보다 더 먼 거리를 오래 달릴 수 있을 겁니다. 하루아침에 풀코스를 뛸 수는 없으니 차근차근 단계별로 거리를 늘려보세요. 이후에는 속도를 점점 높여나갑니다. 상급자 분들은 목표하는 시간에 완주할 수 있도록 단계별로 속도를 올려보세요.

## 1. 단계별 오래달리기 프로그램

### 1단계 : 시간 채우기(조깅주)

조깅 시간을 채우면서 달리는 것은 체력을 기르는 데 도움이 됩니다. 빠르게 달리기 전에 반드시 이 과정을 거쳐야 합니다. 우선 오래 달리는 데 익숙해지려면 조깅 시간을 서서히 늘려야 합니다. 전에는 힘들면 걷거나 쉬어도 괜찮았지만 이제는 쉬지 않고 달리는 연습을 해야 합니다. 느려도 좋으니 30~50분 사이의 조깅 시간을 정한 다음 중간에 걷지 않고 달립니다. 시계의 스톱워치 기능을 이용하여 출발과 동시에 시간을 측정합니다. 시계를 자주 보다 보면 오히려 운동 시간이 더 디게 가는 것처럼 느껴질 수 있으니 달리는 동안 팔은 제대로 치고 있는지, 다리는 뒤로 흐르지 않고 빠르게 감고 있는지, 복부에 힘을 주고 있는지 등 자세를 살피며 조깅에 집중하세요. 온전히 스스로에게 집중하는 시간이기에 머릿속에서 복잡한 생각은 비우는 게 좋습니다.

## 2단계 : 거리 채우기(지속주)

조깅 시간을 설정하고 달리다 보면 속도가 느릴수록 달릴 수 있는 거리는 줄어듭니다. 반대로 거리를 설정하여 달리면 어떤 속도로 달리든 간에 정해진 운동량을 소화할 수 있습니다. 앞서 조깅주에서 온전하게 달릴 수 있는 능력이 생겼다면 이제 시간보다는 거리를 정해놓고 달리는 것이 더 효과적입니다. GPS 시계나 러닝 앱을 이용하여 출발과 동시에 거리를 측정합니다. 옆 사람과 수다 떨면서 달릴 수 있을 정도의 속도로 천천히 달리면 됩니다. 초반부터 너무 빠르게 달리면 후반에 금방 지치기 때문에 1km마다 페이스를 확인하여 km당 페이스의 오차 범위가 5~10초 이상 나지 않도록 합니다. 거리를 채워야 한다는 부담감보다는 충분히 해낼 수 있다는 마음가짐으로 시도하는 것이 좋습니다.

## 3단계 : 일정하게 속도 올리기(가속주)

목표한 운동 시간이나 거리를 쉬지 않고 달릴 수 있게 되었나요? 그렇다면 이제부터 서서히 속도를 올리는 연습을 해볼 거예요. 가속주는 정해진 거리 동안 일정하게 속도를 올리면서 달리는 방법으로 짧은 시간 안에 효율적으로 심폐지구력을 기를 수 있는 훈련 방법입니다. 1시간 동안 똑같은 속도로 달리는 것보다 40분을 달리더라도 속도를 꾸준히 올려서 달리는 것이 더 효과적입니다. 그렇기 때문에 날씨가 덥거나 컨디션이 좋지 않은 날에는 거리를 줄이고 속도를 높여서 달리는 가속주를 진행하는 것이 좋습니다. 다만 체력이 길러진 상태가 아니라면 가속주를 진행하기가 어려울 수 있으니 시간 채우기(조깅주) - 거리 채우기(지속주) - 일정하게 속도 올리기(가속주)와 같이 순차적으로 단계를 밟아가며 연습하는 것이 좋습니다.

## 추천 프로그램

프로그램은 개인 일정에 맞춰 조금씩 변경해도 좋습니다. 프로그램 표를 보면 '자유주'라는 용어가 나오는데 말 그대로 자유롭게 달리는 것입니다. 본인의 컨디션에 따라 시간, 코스, 속도를 자유롭게 정해 달립니다. 일주일 동안 운동을 하다 보면 체력이 고갈되면서 컨디션이 더 안 좋아지기도 하기 때문에 본인 컨디션에 맞춰 임의로 운동량을 줄일 수 있습니다. 체력이 고갈되었다고 느끼면 이미 늦은 겁니다. 그래서 잘 쉬는 게 중요해요.

페이스를 일정하게 유지하는 것도 어려운데 속도를 점점 올려가며 달리는 게 익숙하지 않을 수도 있습니다. 속도를 점점 올려야 한다는 부담감이 생길 수 있지만 달리는 동안 어느 정도 긴장감이 유지되면 최상의 운동 실력을 발휘하기도 해요. 속도가 조금씩 들쑥날쑥해도 괜찮으니 차분하게 속도를 올립니다. 만약 가속주를 진행하는 날 컨디션이 너무 안 좋아서 달리는 동안 속도를 올리는 것이 버겁거나 계속 속도가 느려진다면 억지로 달리지 말고 일정한 속도로 달리며 훈련 양을 채울 수 있는 지속주로 대체합니다.

| 월 | 화 | 수 | 목 | 금 | 토 | 일 |
|---|---|---|---|---|---|---|
| 동적 스트레칭 | 동적 스트레칭 | 동적 스트레칭 | 휴식 | 동적 스트레칭 | 동적 스트레칭 | 휴식 |
| 조깅주 (40분) | 워밍업 조깅 (15분 이상) | 조깅주 (30분) | | 자유주 (40분) | 워밍업 조깅 (15분 이상) | |
| 플랭크 (30초 3세트) | 가속주 (5km) | 스쿼트 (20회 3세트) | | | 지속주 (8km) | |
| 정적 스트레칭 | 정적 스트레칭 | 정적 스트레칭 | | 정적 스트레칭 | 정적 스트레칭 | |

## 2. 단계별 빨리 달리기 프로그램

### 1단계 : 질주 훈련

질주 훈련은 짧은 거리를 빠르게 달렸다가 천천히 달리면서 불완전한 휴식을 반복하는 훈련 방법입니다. 질주 훈련을 통해 최고 속도를 올릴 수 있고 페이스 조절이 더 수월해집니다. 우선 100m로 설정하겠습니다. 100m를 자신이 전력으로 달렸을 때의 70~80% 정도 되는 속도로 달립니다. 그다음 100m는 호흡을 고를 수 있을 정도의 속도로 조깅을 하며 휴식 구간이 끝날 때쯤 100m를 다시 빠르게 달릴 준비를 합니다. 컨디션에 따라 조깅을 30~50분 정도 하고, 질주 훈련은 5회 정도 진행합니다. 질주 훈련을 마쳤을 때 숨이 많이 차지 않는다면 휴식 조깅을 할 때 조금 더 빨리 달려보세요.

### 2단계 : 인터벌 훈련

인터벌 훈련은 질주 훈련을 할 때보다 긴 거리를 빠르게 달리면서 운동 사이사이에 불완전 휴식을 넣어 진행하는 훈련 방법입니다. 인터벌 훈련을 통해 심폐지구력과 빠른 스피드를 지속할 수 있는 스피드 지구력을 기를 수 있습니다. 400m부터 설정하겠습니다. 400m를 자신이 목표로 하는 10km의 평균 페이스로 달립니다. 그다음 휴식 구간인 200m에서는 호흡을 고를 수 있을 정도의 속도로 조깅을 하고, 휴식 구간이 끝날 때쯤 다시 400m를 정해진 페이스로 달릴 준비를 합니다. 인터벌 훈련은 컨디션이 좋은 날에 진행하는 것이 좋고 가속주 훈련을 마친 후 7회 정도 진행합니다. 인터벌 훈련을 마쳤을 때 숨이 많이 차지 않는다면 400m를 더 빠르게 달려보거나 횟수를 늘려주세요.

### 3단계 : 언덕 훈련

언덕 훈련은 스피드를 기르는 데 매우 효과적입니다. 정해진 언덕 구간에서 빠르게 달리는 연습을 반복하는 훈련인데, 인터벌 훈련과 마찬가지로 스피드를 내서 달린 다음 가벼운 조깅을 통한 불완전한 회복을 병행합니다. 100m 언덕을 달린다고 가정했을 때, 100m를 전속력의 70% 속도로 달린 다음 천천히 조깅하면서 출발 지점으로 돌아옵니다. 그리고 다시 100m를 이전과 같은 속도로 달려 올라갑니다. 오르막 질주 후에 출발 지점으로 돌아오기 위해서는 내리막을 달려야 합니다. 이때 신체의 무게중심과 무릎을 낮춰 천천히 내려와야 무릎에 가해지는 부하가 줄어듭니다. 언덕 훈련은 컨디션이 좋은 날 조깅을 30분 정도 마친 후에 진행하는 것이 좋습니다.

언덕 구간은 10도 정도의 경사가 적당하며 돌부리가 많지 않고 바닥이 고른 곳을 설정합니다. 바닥은 시멘트 바닥보다 잔디가 깔린 길이나 흙길이 좋습니다.

앞에서 배운 여러 훈련을 복합적으로 진행하겠습니다. 보다 더 다양하게 심폐지구력을 단련하고 여러 근육들을 사용하면서 운동 능력을 높일 수 있습니다. 첫날에는 항상 몸을 풀어준다는 느낌으로 가볍게 조깅을 해주고 이후 가벼운 훈련부터 차근차근 시작합니다.

조깅한 후에 질주 훈련이 있다고 해서 조깅하는 동안 힘을 아낄 필요는 없어요. 평소 페이스대로 기분 좋게 달려보자는 마음으로 달리면 됩니다. 평소 달리는 동작보다 팔과 다리를 크게 차면서 힘껏 달리세요. 워밍업 조깅을 할 땐 땀이 날 정도로 속도를 내면서 달려야 합니다. 400m는 처음부터 빠르게 달리기 때문에 충분히 몸이 풀려있는 상태에서 시작해야 하거든요. 워밍업 조깅을 한 후에 메인 훈련까지 텀이 너무 길어지면 체온이 금방 식을 수 있으니 주의하세요. 특히, 겨울에는 순간적으로 스피드를 내는 훈련을 하면 부상 위험이 커집니다. 스피드가 있는 달리기는 봄, 여름, 가을에만 진행하도록 하고 겨울에는 천천히 오래 달리면서 근력 운동을 병행합니다.

| 월 | 화 | 수 | 목 | 금 | 토 | 일 |
|---|---|---|---|---|---|---|
| 동적 스트레칭 | 동적 스트레칭 | 동적 스트레칭 | | 동적 스트레칭 | 동적 스트레칭 | |
| 조깅주 (50분) | 워밍업 조깅 (15분) | 조깅주 (40분) | 휴식 | 자유주 (60분) | 지속주 (8km) | 휴식 |
| | 가속주 (5km) | 400m 인터벌 (7회) | | | | |
| 100m 질주 (5회) | 400m 인터벌 (7회) | T자 만들기 (좌우 15회 3세트) | | T자 만들기 (좌우 15회 3세트) | | |
| 정적 스트레칭 | 정적 스트레칭 | 정적 스트레칭 | | 정적 스트레칭 | 정적 스트레칭 | |

## 훈련별 페이스 및 거리 설정하기

| 10km 완주 기록 | 40분 | 45분 | 50분 | 55분 | 60분 |
|---|---|---|---|---|---|
| 워밍업 페이스 | 1km당 6분 이내 | 1km당 6분 30초 이내 | 1km당 7분 이내 | 1km당 7분 30초 이내 | 1km당 8분 이내 |
| 조깅주 페이스 | 1km당 5분 | 1km당 5분 30초 | 1km당 6분 | 1km당 6분 30초 | 1km당 7분 |
| 지속주 페이스 | 1km당 4분 | 1km당 4분 30초 | 1km당 5분 | 1km당 5분 30초 | 1km당 6분 |
| 가속주 페이스 | 1lap 4분 10초<br>2lap 4분 00초<br>3lap 3분 50초<br>4lap 3분 45초<br>5lap 3분 40초 | 1lap 4분 40초<br>2lap 4분 30초<br>3lap 4분 20초<br>4lap 4분 15초<br>5lap 4분 10초 | 1lap 5분 10초<br>2lap 5분 00초<br>3lap 4분 50초<br>4lap 4분 45초<br>5lap 4분 40초 | 1lap 5분 40초<br>2lap 5분 30초<br>3lap 5분 20초<br>4lap 5분 15초<br>5lap 5분 10초 | 1lap 6분 10초<br>2lap 6분 00초<br>3lap 5분 50초<br>4lap 5분 45초<br>5lap 5분 40초 |
| 질주 페이스 | 질주 100m (18초)<br>휴식 100m (30초) | 질주 100m (18초)<br>휴식 100m (36초) | 질주 100m (20초)<br>휴식 100m (40초) | 질주 100m (20초)<br>휴식 100m (44초) | 질주 100m (24초)<br>휴식 100m (48초) |
| 인터벌 페이스 | 질주 400m (90초)<br>휴식 200m (60초) | 질주 400m (95초)<br>휴식 200m (65초) | 질주 400m (100초)<br>휴식 200m (70초) | 질주 400m (115초)<br>휴식 200m (75초) | 질주 400m (120초)<br>휴식 200m (80초) |
| 언덕 페이스 | 100~300m 본인 최대 속도의 70% | 100~300m 본인 최대 속도의 70% | 100~300m 본인 최대 속도의 70% | 100~300m 본인 최대 속도의 70% | 100~300m 본인 최대 속도의 70% |
| 자유주 페이스 | 컨디션에 따라 자유롭게 | 컨디션에 따라 자유롭게 | 컨디션에 따라 자유롭게 | 컨디션에 따라 자유롭게 | 컨디션에 따라 자유롭게 |

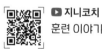

▶ 지니코치
훈련 이야기

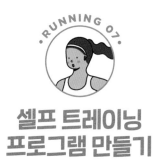

## 셀프 트레이닝
## 프로그램 만들기

### 1. 운동 일지 작성하기

셀프 트레이닝 프로그램을 만들기 전에 먼저 지난 일주일 동안의 운동 일지를 써보겠습니다. 운동한 시간과 달린 거리를 기본으로 적고, 스트레칭이나 근력 운동은 어떤 걸 했는지, 계획했던 것과 달리 실천하기 어려웠던 점은 무엇이며 운동 전후의 느낌은 어땠는지 등을 적으면 됩니다. 거짓 없이 솔직하게 작성해야 하고, 운동 내용만 적기보다는 운동하면서 무엇이 부족했고 어떤 부분을 더 강화하고 싶은지 스스로에게 피드백 주는 내용을 상세하게 적어야 합니다. 운동 일지를 쓰면 자신의 운동 패턴이나 운동에 방해가 되는 요인 등을 파악할 수 있고, 목표한 만큼 열심히 했는지 스스로 확인할 수 있습니다.

- **운동 기간 :** _____

- **나의 목표 :** _____

_____

- **부상 여부 :** _____

_____

_____

| 요일 | 운동 일지 |
|---|---|
| 월 | • 내용 :<br>• 장소 :<br>• 컨디션 : 상 / 중 / 하<br>• 느낀 점 : |
| 화 | • 내용 :<br>• 장소 :<br>• 컨디션 : 상 / 중 / 하<br>• 느낀 점 : |
| 수 | • 내용 :<br>• 장소 :<br>• 컨디션 : 상 / 중 / 하<br>• 느낀 점 : |
| 목 | • 내용 :<br>• 장소 :<br>• 컨디션 : 상 / 중 / 하<br>• 느낀 점 : |

| 금 | • 내용 :<br>• 장소 :<br>• 컨디션 : 상 / 중 / 하<br>• 느낀 점 : |
|---|---|

| 토 | • 내용 :<br>• 장소 :<br>• 컨디션 : 상 / 중 / 하<br>• 느낀 점 : |
|---|---|

| 일 | • 내용 :<br>• 장소 :<br>• 컨디션 : 상 / 중 / 하<br>• 느낀 점 : |
|---|---|

반성 및 각오

## 2. 운동 일지 점검하기

작성한 운동 일지를 살펴보며 앞으로 어떻게 운동을 하고 어떤 운동 습관을 만들고 싶은지 다시 한 번 생각해보세요. 아래 항목을 체크하며 다음 주 운동을 미리 계획해봅시다.

□ 일주일 동안 운동량이 부족하거나 버겁지 않았나요?

□ 일주일 동안 즐겁게 달렸나요?

□ 스트레칭은 틈틈이 해주었나요?

□ 온전히 휴식하는 날이 있었나요?

□ 어떤 부분이 부족했는지 알 수 있었나요?

□ 본인의 운동 목표를 달성했나요?

□ 갑작스러운 일정이나 약속을 미리 반영했나요?

□ 다음 주는 어떻게 운동해야 할지 예상이 되나요?

□ 통증이 느껴지는 부위가 있었나요?

## 3. 트레이닝 프로그램 계획하기

나만의 트레이닝 프로그램을 계획해봅시다. 한 주가 끝나기 전에 운동 계획을 미리 세운다면 다음 주의 운동을 실천할 확률이 더 높아집니다. 다른 사람의 트레이닝 방법을 따라 할 필요는 없어요. 내가 보완하고 싶은 부분은 운동량을 늘려주고 버거운 부분은 적절히 줄여주면 됩니다. 또한 운동 가능한 일정도 고려하여 작성해주세요. 목표는 구체적일수록 좋아요. 자신만의 트레이닝 프로그램을 계획하는 연습과 운동 일지 작성을 반복하다 보면 나중에는 본인에게 적합한 프로그램을 스스로 계획하고 능동적으로 달리는 모습을 기대할 수 있습니다.

• 운동 기간 : _____

• 나의 목표 : _____

| 요일 | 운동 일지 |
|------|-----------|
| 월 | • 내용 :<br>• 장소 : |
| 화 | • 내용 :<br>• 장소 : |
| 수 | • 내용 :<br>• 장소 : |
| 목 | • 내용 :<br>• 장소 : |
| 금 | • 내용 :<br>• 장소 : |
| 토 | • 내용 :<br>• 장소 : |
| 일 | • 내용 :<br>• 장소 : |

주의해야 할 점

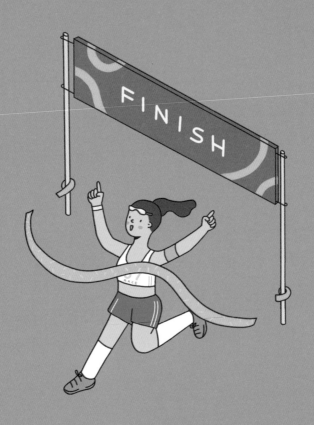

나도 도전!
마라톤 대회 참가하기

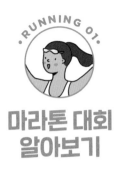

# 1. 마라톤 대회 알아보기

## 마라톤 대회 종류

**· 로드 레이스**

일반적인 마라톤 대회는 로드 레이스입니다. 주로 10km, 하프 코스(21.0975km), 풀코스(41.195km)의 세 가지 코스로 나뉘고, 대회가 치러지는 동안 차량이 통제되기 때문에 장애물 없이 안전하게 달릴 수 있습니다. 코스 중간에 대교가 있는 레이스에서는 차를 타지 않고 두 발로 대교를 건너는 특별한 경험을 할 수 있습니다.

**· 트레일 레이스(트레일 런)**

산을 달리는 대회입니다. 주로 10km, 50km, 100km의 세 가지 코스로 나뉘고, 지방에서 많이 개최되는 편입니다. 산을 달리다 보면 극한의 고통에 직면할 수 있지만 그 힘듦을 이겨내고 정상에 올라갔을 때 너무나 아름다운 풍경을 볼 수 있습니다. 이전까지 느낀 고통은 한순간에 잊혀질 겁니다. 트레일 레이스는 초보자가 바로 참가하기에는 무리가 있기 때문에 정말 하고 싶다면 가장 짧은 코스부터 도전하길 바랍니다.

**· 이색 마라톤 대회**

매년 맨몸 마라톤, 컬러런, 코스프레, 63빌딩 계단 오르기 등 다양한 이색 마라톤이 개최되고 있습니다. 이색 마라톤 대회는 힘든 달리기보다 재미있는 달리기에 초점을 두기 때문에 누구나 부담 없이 즐길 수 있습니다. 보통 달리기에 전혀 관심 없던 사람들이 이벤트에 관심을 두면서 이색 마라톤 대회에 참가하게 되고, 그 경험으로 인해 달리기를 시작하게 되는 경우가 많습니다. 그래서 마라톤 대회에 처음 출전하는 사람이라면 달리기에 재미를 붙이기 위해 이색 마라톤으로 시작하는 것도 좋습니다.

## 2. 마라톤 대회 유형

**국내 3대 마라톤 대회**

### • 서울국제마라톤대회 겸 동아마라톤대회

대한민국의 러너들이 1년 중 가장 기대하고 꼭 참여하는 대회입니다. 매년 3만 명이상의 러너가 참가하며, 국내외의 훌륭한 육상 선수들이 초대되기도 합니다. 그리고 참가자에게는 서울의 중심을 마음놓고 달릴 수 있는 기회가 주어집니다. 국민들의 관심 덕분에 세계육상연맹으로부터 전 세계에 7개뿐인 플래티넘 라벨을받았고 세계 육상문화유산으로 지정되었습니다.

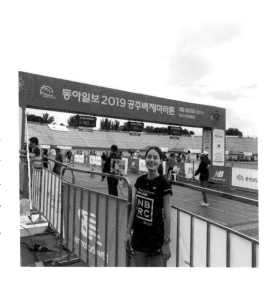

### • 조선일보춘천마라톤대회

'가을의 전설'이 되고 싶다면 이 대회에 참가하기 바랍니다. 1946년 손기정 선수가 마라톤 세계 제패를 한 기념으로 탄생한 의미 있는 대회로, 강원도 춘천에서 개최됩니다. 춘천 의암호와 춘천댐으로 이어지는 아름다운 가을 단풍을 만끽하며 달릴 수 있습니다.

### • JTBC 서울마라톤대회

대한민국 러너들의 시즌 마감 마라톤 대회라고 해도 무방합니다. JTBC 서울마라톤대회에서는 여러 연예인이 참여하는 애프터 공연이 있어 경기가 끝나고 난 뒤에도 여러 무대를 즐길 수 있습니다. 힘들고 어려운 달리기가 아닌 즐겁고 흥이 넘치는 대회를 원한다면 이 대회에 참가하길 추천합니다.

### • 경기국제하프마라톤대회

경기도 내에서 유일하게 국제육상경기연맹(IAAF)의 코스 공인과 아시아육상경기연맹(AAA)의 국제 대회 인가를 받은 대회입니다. 매년 2월 말에 개최되기 때문에 시즌을 시작하는 러너들에게 많은 관심을 받는 대회이며, 여자 마라톤 엘리트 선수인 최경선 선수가 하프 코스 한국 신기록을 세운 대회이기도 합니다.

### • 군산새만금국제마라톤대회

2012년 국제육상경기연맹(IAAF)으로부터 '국제 공인 코스'로 인증받았으며, 국내외 엘리트 선수를 비롯한 1만여 명의 인원이 참가하는 대회입니다. 군산 시내부터 새만금까지 아름다운 경치를 즐길 수 있을 뿐 아니라 군산 시민들의 따뜻한 응원을 받으며 달릴 수 있습니다.

### • 대구국제마라톤대회

매년 4월 대구의 국채보상운동기념공원에서 개최되며, 대구의 시내를 가로질러 뛰어볼 수 있는 유일한 대회입니다. 이 대회는 2001년 마스터즈 등급의 하프 대회로 출발해 2008년 엘리트 부문으로 확대되었고, 2009년부터 국제육상경기연맹(IAAF) 공인 국제 대회로 발돋움했습니다. 2013년에는 IAAF로부터 실버 라벨을 부여받았습니다.

**스포츠 브랜드 마라톤 대회**

### • 뉴발란스 런온서울

뉴발란스가 진행하는 10km 마라톤 대회입니다. 여의도공원에서 출발해 양화대교, 서강대교 등 서울의 중심을 달리며 달리기의 즐거움과 색다른 재미를 느낄 수 있습니다. 레이스가 끝난 뒤에는 연예인들의 무대 공연이 이어지고 참가자들을 위한 기념품 구성이 엄청나서 참가 신청이 치열한 대회입니다.

### • 아디다스 마이런

아디다스가 지원하며 서울과 부산에서 매년 진행되는 마라톤 대회로, 이 대회 역시 참가 신청이 매우 치열한 대회 중 하나입니다. 커플, 친구, 회사 동료 등 다양한 그룹들이 참가합니다. 신나는 음악을 들으면서 뛰고 싶은 러너, 달리면서 사진을 찍고 싶은 러너라면 꼭 신청하세요. 결코 후회하지 않을 겁니다.

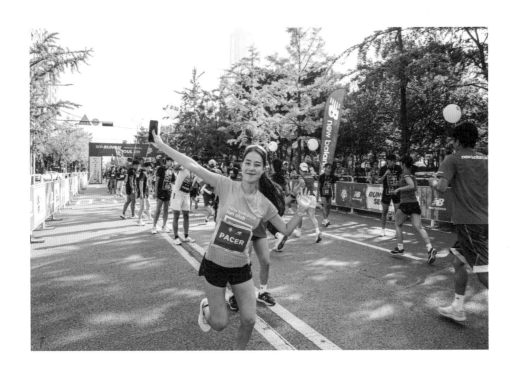

## • 브룩스 샤워런

더운 여름 무기력한 하루를 보내기 싫다면 샤워런에 참가해보세요. 샤워런은 브룩스에서 지원하는 마라톤 대회로 1년 중 가장 더운 8월에 개최됩니다. 달리는 동안 신나는 음악을 즐기며 무더위를 날려줄 시원한 물 대포를 맞을 수 있습니다. 달리고 난 후 갈아입을 옷은 꼭 챙겨가길 바랍니다.

## • 미즈노 릴레이 서울 마라톤

혼자 마라톤 대회를 완주하기 싫거나 친구들과 함께 달리고 싶다면 추천하는 대회입니다. 12km를 4명 또는 2명이 나누어 뛰는데, 팀원들과 함께 뛴 기록이 곧 자신의 기록이 됩니다. 경쟁을 위한 대회라기보다는 함께하는 데 의미를 두는 대회입니다.

### • 핑크런

아모레퍼시픽이 유방 건강에 대한 의식 향상을 목적으로 매년 전국 5개 도시(서울, 부산, 대전, 광주, 대구)에서 개최하고 있습니다. 이 대회는 다른 마라톤 대회에 비하여 참가비가 저렴합니다. 또한 참가비 전액이 유방암 환자 수술비 지원 및 유방암 예방 검진 사업에 기부되기 때문에 좀 더 특별한 의미를 담을 수 있습니다. 많은 기념품이 제공되고, 대회 개최 지역마다 연예인이 초청되어 좋은 행사에 동참하고 있습니다.

### • 마블런

월트디즈니 컴퍼니 코리아에서 주관하는 대회로 달리기, 게임, 공연 등이 어우러진 체험형 문화 축제 행사입니다. 참가자들은 마블 히어로 캐릭터를 주제로 한 달리기 코스를 달릴 수 있으며, 완주 후엔 마블 콘셉트로 꾸며진 공간에서 다채로운 이벤트와 게임을 즐길 수 있습니다.

### • 벤츠 기브앤레이스

기브앤레이스는 2017년부터 개최된 기부 문화 확산을 위한 마라톤 캠페인입니다. 2019년에는 약 2만여 명의 참가자와 10억 원 규모의 기부금이 모여 역대 최대 규모로 진행되었습니다. 모인 기부금은 전액 국내 취약 계층 아동과 청소년의 의료비 및 교육비로 전달되는 의미 있는 대회입니다. 달리기도 하고, 의미 있는 일도 하고 싶다면 꼭 신청하길 바랍니다.

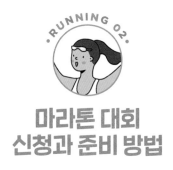

# 마라톤 대회 신청과 준비 방법

## 1. 대회 신청하기

**대회 신청 전 마음가짐**

달리기를 시작한 지 얼마 안 돼서, 러닝크루에 속하지 않아서, 좋은 운동 복장을 갖추지 않아서 등등 여러 가지 이유로 마라톤 대회에 참가하는 것이 망설여지기도 합니다. 하지만 이런 것들은 전혀 중요하지 않습니다. 여러분이 원하는 일정과 마음에 드는 코스가 있다면 부담 없이 가벼운 마음으로 신청하세요. 달리기를 시작한 지 얼마 안 됐다면 마라톤 대회에 참가하는 것만으로도 실력이 향상됩니다. 물론 몇 가지 주의 사항만 잘 지킨다면 말이에요.

**신청할 때 체크해야 할 것**

• **일정**

규모가 작은 대회는 주로 토요일에 몰려있고 규모가 큰 대회는 주로 일요일에 열립니다. 토요일에 참가한다면 대회를 마치고 다음 날 충분히 휴식을 취할 수 있지만, 일요일에 참가하는 경우 다음 날 바로 출근해야 한다거나 평일이라는 점을 고려해야 합니다. 또한 갑작스러운 일정에 대비하여 참가 신청 비용을 환불 받을 수 있는지, 환불 기한은 어떻게 되는지 등을 확인해두는 것이 좋습니다.

• **장소**

전국 각 지역에서 마라톤 대회를 개최하기 때문에 신청 전에 반드시 상소를 확인해야 합니다. 내가 거주하는 지역에서 대회가 열린다 해도 마라톤 대회는 아침 일찍 시작하기 때문에 대중교통을 이용하여 출발 시간 전까지 갈 수 있는 위치인지 파악해둬야 합니다. 주차가 가능한 대회도 많지만 매우 혼잡하니 자가용보다는 대중교통을 이용하는 것이 수월합니다. 대회가 거주하는 지역에서 먼 곳에서 열리는 경우 대회 전날 개최 지역으로 가서 숙박을 하기도 합니다.

## • 코스

수월하게 달리고 싶다면 경사가 높지 않고 코너를 도는 횟수가 적은 완만한 코스를 선택하는 게 좋습니다. 마라톤 대회에 처음 참가한다면 코스를 꼼꼼히 확인하세요. 오르막과 코너링이 많은 코스를 뛰면 기록이 본인 실력보다 더 느리게 나오는 편입니다. 규모가 작은 대회에서는 보통 통제가 필요 없는 한강 변을 따라 달리는데, 한강을 보며 달릴 수 있다는 장점이 있지만 줄곧 직선 코스라 코스의 변화가 없어 지루하다는 단점이 있습니다.

## • 참가 비용

대회 참가 비용은 평균적으로 3만~5만 원 정도입니다. 만약 주말마다 마라톤 대회에 참가한다면 지출이 꽤 큰 편입니다. 물론 기념 티셔츠, 간식, 완주 메달 등의 기념품을 놓고 보면 참가 비용을 낸 만큼 돌려받는 경우가 많지만 본인이 소비할 수 있는 선에서 참가 비용을 고려하는 것이 좋습니다. 동네에서 개최하는 규모가 작은 마라톤 대회는 기념품을 적게 주는 대신 참가 비용을 낮추기 때문에 1만 원 정도의 비용으로 참가할 수 있습니다.

## • 기념품

마라톤 대회의 기념품은 색다른 재미를 줍니다. SNS 공유나 소통이 중요한 분들에게는 완주 메달의 디자인이 대회를 선택하는 고려 사항이 되기도 합니다. 간식으로는 보통 빵과 음료수가 나옵니다. 참가 비용을 입금한 뒤에는 기념 티셔츠의 사이즈 변경이 번거로울 수 있으니 신청할 때 티셔츠의 사이즈를 정확하게 선택하는 것이 좋습니다.

### 대회 신청 시 주의 사항

대회에 참가하면서 대회 규정을 간과하는 경우가 많은데 반드시 규정을 숙지해야 합니다. 예를 들어, 대회에 참가하지 못하는 상황이 생겨 주변 사람들에게 배번을 양도하는 경우도 있는데 배번을 양도하는 것은 규정에 어긋납니다. 양도받은 배번으로 달릴 경우 기록 자체가 인정되지 않는다는 것도 알아두세요. 또한 무조건 정해진 코스 안에서 달려야 하며 코스를 이탈하면 실격 사유가 됩니다. 급한 경우 잠깐 화장실에 가는 것은 괜찮습니다.

대회 신청은 주로 온라인에서 이루어집니다. 간혹 규모가 작은 대회는 현장 접수를 하기도 하지만 인기 있는 대회는 온라인에서 참가 신청을 오픈하자마자 마감됩니다. 따라서 꼭 달리고 싶은 마라톤 대회가 있다면 참가 신청일을 미리 체크해두는 것이 좋습니다.

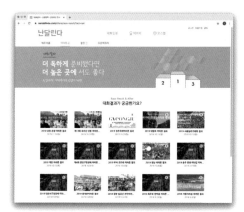 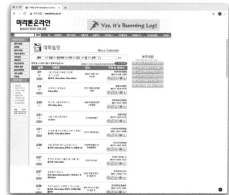

· **난달린다(www.nandallinda.com)**

각종 마라톤 대회, 철인 3종, 자전거 대회 등 한눈에 보기 쉽게 대회 일정이 정리되어 있습니다. 또한 대회를 치른 뒤 결과까지 볼 수 있어 매우 편리합니다. 다양한 러닝 코스를 볼 수 있는 기능도 있습니다.

· **마라톤 온라인(www.marathon.pe.kr)**

전국의 마라톤 대회 일정이 정리되어 있습니다. 또한 달리기 용품 사용 후기, 마라톤 관련 뉴스, 대회 후기 등 다양한 정보가 있으니 관심 있다면 살펴보길 바랍니다. 국내 마라톤 웹사이트로는 가장 많은 정보와 역사를 자랑하기도 합니다.

## 2. 대회 준비하기

참가 신청을 마쳤다면 이제부터 대회 당일까지 계획을 세워보겠습니다. 그전에 대회에서 어떤 목표를 이루고 싶은지 생각해보는 것도 좋습니다. 기록이나 메달도 중요하지만 완주, 경험, 도전 등 거창하지 않더라도 나만의 확실한 목표를 정해두면 동기부여에 도움이 됩니다. 그다음에 디데이(D-day)를 세어가며 계획적으로 대회를 준비해보세요. 참가 신청을 하고 난 뒤 처음에는 여유를 부리다가 대회가 코앞에 닥치면 갑자기 운동을 하면서 무리하는 경우가 많습니다. 이 순서를 완전히 바꿔야 합니다. 대회가 다가올수록 컨디션 관리를 위해 운동량을 줄여야 하고 그전에는 꾸준히 연습을 해야 합니다.

# D -

- **마라톤 대회 :** _____

- **날짜 :** _____

- **종목 :** _____

- **대회에서 이루고 싶은 목표**

1. _____

2. _____

3. _____

_____

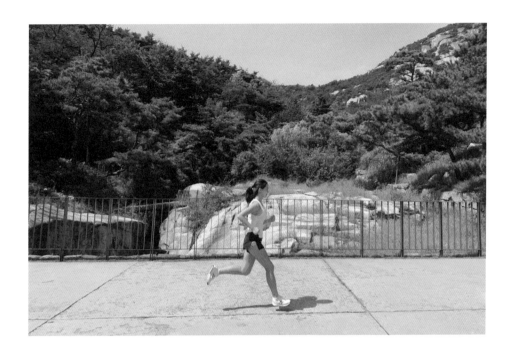

## 디데이 가이드라인

### • 마라톤 대회 D-30

#### 규칙적인 운동

한 달 전부터 대회에 대한 긴장감이나 부담을 느낄 필요는 없습니다. 다만, 달리기에 입문하는 분들은 보통 마라톤 대회 참가 신청을 마치고 한 달 전부터 달리기 연습을 시작하는데 간혹 참가 신청한 사실을 잊고 있다가 대회 일주일 전부터 운동하는 분들도 있습니다. 하지만 이렇게 하면 아무리 운동신경이 뛰어나도 몸에 무리가 갑니다. 그러니 대회 한 달 전부터는 최소 주 3회 이상 달리면서 꾸준히 운동을 해야 합니다. 귀찮아서 미루고 미루다 보면 대회 당일이 코앞에 다가옵니다. 대회 일주일 전부터는 운동량을 서서히 줄여야 하기 때문에 한 달 전에는 충분히 달리면서 운동량을 적절히 지켜주세요.

#### 부상 관리

운동을 하다 보면 근육이나 관절, 인대, 건(힘줄) 등 이곳저곳에 통증이 느껴지기도 합니다. 단순 근육통일 수도 있지만 부상의 신호일 수도 있습니다. 아주 미세하게 느껴지는 통증이더라도 몸이 주는 신호에 귀를 기울여야 합니다. 하루만 쉬면 다 나을 정도의 부상인데 무시하고 참고 달리면 더 긴 회복 시간이 필요합니다. 결승 지점에 빨리 가려다 오히려 돌아서 가야 하는 상황이 생길 수 있습니다. 조금이라도 통증이 느껴지면 푹 쉬면서 부상 부위에 통증이 느껴지지 않을 때 다시 서서히 운동을 시작하세요. 물론 쉬는 동안 운동 능력이 달리기를 시작하기 이전으로 돌아갈 수 있지만, 운동 기억이 있기 때문에 이전보다 빠르게 실력을 늘릴 수 있습니다. 조급한 마음에 통증을 참고 달리는 것은 부상을 악화시킬뿐더러 운동 실력에도 도움이 안 된다는 사실을 꼭 기억하세요.

## • 마라톤 대회 D-7

### 컨디셔닝

대회가 일주일 앞으로 다가오면 평소 안 먹던 음식을 먹거나 새로운 장비를 사용하는 등의 익숙하지 않은 행동을 하지 않도록 합니다. 예를 들어, 영양을 보충하려고 안 먹던 보양식을 먹는다거나 갑자기 새로운 러닝화를 신는다거나 하면 뜻하지 않게 탈이 나는 경우가 많습니다. 평소 수면 시간이 불규칙한 편이라면 일주일 전부터는 일찍 잠에 들어 대회 날 기상 시간에 맞추어 일어나는 연습을 해보세요. 되도록 하루에 7시간 이상의 수면량을 유지합니다.

### 식사 조절

체내의 글리코겐 저장률을 높이기 위해 월요일부터 수요일 점심 식단까지는 평소 식단에서 탄수화물 음식은 줄이고 육류와 채소를 넣어 단백질 위주의 식사를 합니다. 비율은 5:5 정도가 적당합니다. 수요일 저녁부터 대회 전 주말까지는 글리코겐을 최대한 축적하기 위해 탄수화물 비율을 7:3 정도로 높인 식단으로 변경합니다. 이때 주의할 점은 탄수화물 비율만 높여야 한다는 것입니다. 식사량까지 늘리면 체중이 불어 몸이 무거워질 수 있으니 과식하지 않도록 주의해야 합니다.

| **| 지니코치 Tip |** **글리코겐이란?** |
| :--- |
| 글리코겐은 음식을 먹으면 체내에 있는 포도당이 결합되어 만들어지는 에너지원입니다. 강도 높은 운동에 쓰이는 주요 에너지원으로, 글리코겐의 축적도가 경기력에 영향을 미치기도 합니다. 실제 마라톤 선수들은 대회를 준비하기 일주일 전부터 글리코겐을 최대한 축적하기 위해 노력합니다. 월요일부터 수요일까지는 탄수화물을 뺀 단백질 위주의 식사를 하고 나머지 3일 동안은 단백질, 지방을 뺀 탄수화물 위주의 식사를 하는 식이요법을 진행하기도 합니다. 하지만 식단 조절에 익숙하지 않은 분이라면 오히려 탈이 날 수도 있습니다. 평소 식단을 유지하면서 적절히 반영하는 것이 좋습니다. |

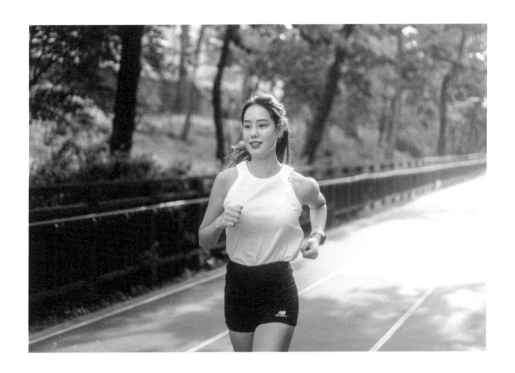

**이미지 트레이닝**

이미지 트레이닝이란 실제 대회 상황을 머릿속으로 그리며 연습하는 것입니다. 대회 당일 아침부터 일어날 모든 일들을 이미지화하여 달리는 동안 해야 할 것은 무엇인지, 하면 안 되는 행동은 무엇인지, 돌발 상황에는 어떤 마음가짐으로 어떻게 대처할 것인지 머릿속에 그려보세요. 유독 긴장을 많이 하거나 오버 페이스가 잦은 분들이라면 이미지 트레이닝이 매우 효과적입니다.

## · 마라톤 대회 D-1

**준비물**

대회 하루 전에는 필요한 준비물을 빠트리지 않았는지 마지막으로 체크해봅시다. 제일 중요한 건 배번과 기록칩입니다. 둘 중에 하나라도 없으면 대회를 뛰고 나서 기록은 물론 완주를 인정받지 못합니다. 배번은 대회 때 착용할 티셔츠에 미리 달아놓으면 편합니다. 보통 핀으로 배번을 고정하는데, 베개에 티셔츠를 입혀 배번을 달면 수월합니다. 기록칩은 플라스틱 재질의 작은 장난감처럼 생겼는데요, 크기가 작아 빠트리는 경우가 많기 때문에 대회 때 신을 러닝화에 미리 달아두는 것이 좋습니다. 간혹 배번에 기록칩이 아예 내장된 경우도 있습니다.

달리면서 허기질 것 같다면 파워젤 등 간식을 미리 구비해두는 것도 좋습니다. 러닝 벨트에 넣어, 달리다가 힘이 빠지거나 허기질 때 꺼내 먹으면서 물을 같이 마시면 됩니다. 물은 주최 측에서 준비해두기는 하지만 몸을 풀면서 충분히 수분 보충을 하고 싶다면 개인 물통을 챙기는 것이 좋습니다. 여벌 옷도 꼭 챙겨주세요. 땀이 식은 다음에 체온이 급격히 내려가기 때문에 완주 후엔 옷을 바로 갈아입는 게 좋습니다.

---

**• 준비물 체크리스트**

---

□ 러닝화              □ 기록칩
□ 배번               □ 시계
□ 러닝 벨트           □ 음용수
□ 간식               □ 여벌 옷(상하의, 속옷, 얇은 겉옷 등)
□ 액세서리(고글, 모자, 장갑, 헤어 밴드 등)   □ 반창고
□ 선크림             □ 비상금

---

페이스 설정

대회에서 어떤 페이스로 달릴지 미리 설정해둔다면 오버 페이스될 확률을 줄일 수 있습니다. 오버 페이스란 마라톤 대회에서 초반부터 본인의 능력을 넘어서는 빠른 속도로 달리는 것을 의미합니다. 몸이 완전히 풀리지 않은 상태에서 갑자기 빠르게 달리면 무리가 오기 때문에 쉽게 지치며 레이스를 망치기도 합니다.

10km를 몇 분에 들어오겠다는 목표를 세웠다면 초반 1km는 몇 분에 맞춰 뛰어야 하는지, 5km 통과 기록은 몇 분이 나와야 하는지 구간별 기록을 확인해보세요. 1km당 페이스를 확인할 수 있는 GPS 시계가 없다면 앞에서 소개한 러닝 애플리케이션으로 대체할 수 있습니다. 제일 중요한 건 초반 1km를 달릴 때 무리하지 않는 것입니다. 대회 분위기에 힘입어 평소보다 빠르게 달리는 경우가 많습니다. 내가 평소보다 느리다고 느끼는 그 페이스가 맞습니다. 초반 1km는 무조건 천천히 간다고 생각하고 심호흡하면서 차분하게 레이스를 운영하길 바랍니다.

## | 지니코치 Tip | 페이스 설정 및 구간별 기록

| 1km 통과 기록 | 5km 통과 기록 | 10km 완주 기록 |
|---|---|---|
| 4분 | 20분 | 40분 |
| 4분 15초 | 21분 15초 | 42분 30초 |
| 4분 30초 | 22분 30초 | 45분 |
| 4분 45초 | 23분 45초 | 47분 30초 |
| 5분 | 25분 | 50분 |
| 5분 15초 | 26분 15초 | 52분 30초 |
| 5분 30초 | 27분 30초 | 55분 |
| 5분 45초 | 28분 45초 | 57분 30초 |
| 6분 | 30분 | 60분 |

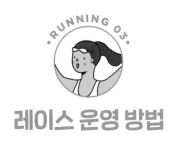

# 레이스 운영 방법

## 1. 대회 당일 아침

**기상 시간**

마라톤 대회는 보통 오전 9시 정도에 시작합니다. 적어도 출발 3시간 전에는 기상하여 신체와 정신을 깨웁니다. 잠에서 깬 후 피로가 풀리지 않은 느낌이 든다면 연한 커피 등 카페인이 든 음료를 조금 마시는 것도 도움이 됩니다. 그리고 가볍게 스트레칭하며 몸을 움직여줍니다. 대회 전 긴장을 가라앉히거나 텐션을 높이기 위해 본인 취향에 맞는 음악을 적절히 선택하여 듣는 것도 좋습니다.

**아침 식사 방법**

달릴 때 위에 무리가 가지 않도록 출발 2~3시간 전에는 식사를 마쳐야 하며, 채소와 탄수화물 위주로 먹는 것이 좋습니다. 맵고 짠 음식은 피하고 특히 긴장을 많이 하거나 장이 약한 사람은 기름진 음식도 조심해야 합니다. 만약 소화가 잘 안되거나 시간이 촉박하여 식사를 따로 하지 못할 경우에는 에너지바, 바나나, 식빵 등 소화가 잘되는 탄수화물로 식사를 대체해주세요.

더운 여름철에는 수분 보충을 충분히 해야 합니다. 이때 물만 마시기보다는 이온 음료를 같이 마시는 게 전해질을 보충하는 데 도움이 됩니다. 이온 음료가 물보다 체내 흡수율이 높기 때문에 평소 화장실에 자주 가는 편이라면 이온 음료를 마시길 추천합니다. 다만, 당분이 너무 많지 않은 제품으로 드세요. 목마름이 느껴질 땐 이미 탈수가 진행되고 있다는 신호입니다. 땀을 많이 흘리는 사람은 수분 보충에 더욱 신경 쓰는 것이 좋습니다.

### 선크림 바르기

달리는 동안 직사광선을 그대로 받기 때문에 대회장으로 가기 전에 선크림을 미리 발라주는 것이 좋습니다. 얼굴은 물론 목, 어깨, 팔 상체 쪽이 특히 많이 타기 때문에 바디용 선크림을 듬뿍 발라줍니다. 그을린 피부가 싫다면 다리까지 꼼꼼히 바릅니다. 선크림을 몸에 골고루 펴 바르지 않으면 피부가 얼룩덜룩하게 탈 수 있습니다.

## 2. 레이스 출발 전

### 몸과 마음의 긴장 풀기

대회장으로 몰려든 많은 사람과 시끄러운 주변 소리 때문에 레이스에 집중하기 어려울 수 있습니다. 적당한 긴장감은 집중력을 높여주지만 심장 소리가 들릴 정도로 과하게 긴장하면 레이스에 방해가 됩니다. 다른 사람을 너무 의식하지 말고 본인에게 집중하세요. 긴장을 풀기 위해서 심호흡을 크게 하고 대회장에서는 자신 있게 행동하길 바랍니다.

### 준비운동하기

부상을 방지하기 위해 준비운동은 필수입니다. 출발 1시간 전에는 워밍업을 시작하세요. 그러려면 대회장에 여유 있게 도착해야 합니다. 날씨가 너무 덥지 않은 한 최소 15분 정도는 가볍게 조깅을 하면서 체온을 높여줍니다. 기록을 위해 빠르게 달릴 예정이라면 조깅 페이스도 빠르게 하고, 조깅 후에는 스프린터처럼 50m를 빠르게 달리는 질주도 2회 정도 해주는 것이 좋습니다.

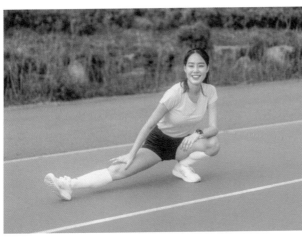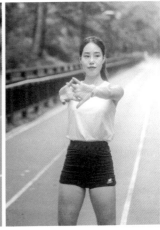

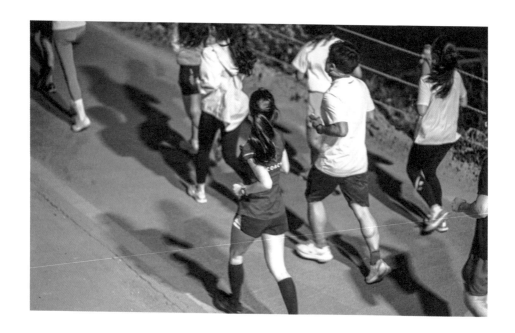

완주에 의의를 두더라도 워밍업은 꼭 해야 합니다. 숨이 차지 않을 정도로 15분 달린 다음 출발 시간까지 몸이 굳지 않도록 가볍게 움직이며 스트레칭을 해줍니다.

## 물품 보관하기

대회마다 조금씩 다르지만 출발 1시간 전부터 물품 보관이 가능합니다. 대회 직전에는 사람들이 많이 몰려 정신이 없으니 물건을 미리 잘 챙겨서 맡겨두면 편합니다. 운영 요원이 보관함 번호를 배번에 적어주거나 번호표를 주는데, 잘 챙겨두었다가 대회가 끝난 뒤 운영 요원에게 번호표를 보여주고 맡긴 물건을 챙겨 가면 됩니다.

## 출발 순서 확인하기

출발 순서는 총 두 가지를 확인해야 합니다.
첫째, 출발 시간입니다. 풀코스, 하프 코스, 10km, 5km 종목별로 출발 시간이 다르기 때문에 대회 요강을 잘 살펴 본인이 신청한 종목의 출발 시간을 정확하게 인지하고 있어야 합니다.
둘째, 출발 위치입니다. 출발 지점의 위치는 출발선 앞쪽과 중간 그리고 뒤쪽으로 나눌 수 있습니다. 보통 입상을 목표로 하는 사람들과 숙련자들이 출발선 맨 앞쪽에서 출발합니다. 천천히 달릴 예정인데 앞에 서게 된다면 뒤에서 다른 주자들이 빠른 속도로 치고 나오기 때문에 부딪

히지 않도록 주의해야 합니다. 중간 위치에는 앞뒤 양옆으로 많은 사람이 있고 출발 신호음이 들리자마자 많은 인원이 동시에 출발하므로 발이 엉켜 넘어지지 않도록 주의해야 합니다. 가끔 몸으로 밀치고 지나가는 주자들도 있으니 양쪽을 살피며 출발하세요. 천천히 달리거나 중간중간 걷다가 뛰는 사람들은 대부분 뒤쪽에서 출발합니다. 주변에 서두르는 사람이 없기 때문에 조금 더 마음 편하게 출발할 수 있습니다. 풀코스의 경우 개인 기록별로 A, B, C, D로 구간을 나누어 출발하기도 하며, 10km나 하프 코스의 경우 자리 잡은 순서대로 출발합니다.

## 3. 레이스 출발 후

### 페이스 조절하기

목표했던 기록 안에 들어가려면 페이스 조절을 잘해야 합니다. 긴장감이 도는 대회장의 분위기는 절대 무시할 수 없습니다. 사람은 보통 긴장할수록 더 빠르게 달리는 경향이 있습니다. 평소 본인의 페이스보다 빠르게 달리는 바람에 이미 지치기 시작할 때쯤에서야 '아, 내가 오버 페이스였구나' 하고 깨닫기도 합니다. 달리기를 할 때 이상적인 레이스 운영은 대회 후반부로 갈수록 빠르게 달리는 것입니다. 초반에는 무조건 속도를 낮춥니다. 느리다고 느껴도 아마 평소만큼의 페이스로 달리고 있을 겁니다.

1km 지점마다 km 수를 알려주는 표지판이 설치되어 있어 본인이 어디까지 왔는지 중간중간 체크할 수 있습니다. 완주 지점까지 3km가 남았다면 슬슬 빠르게 달려도 좋습니다. 마지막 1km 지점부터는 있는 힘껏 달립니다. 물론 느리게 달려도 되지만 여러분이 대회를 마치고 나서 레이스 운영에 대한 후회가 없었으면 좋겠습니다.

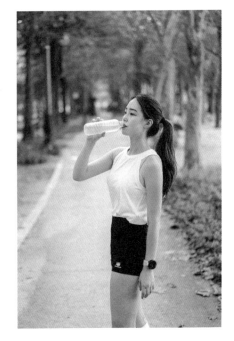

### 물 자주 마시기

코스 중간에 나오는 급수대에서 물을 수시로 조금씩 마십니다. 목이 마르다고 느낄 때는 이미 탈수 현상이 진행되고 있다는 뜻입니다. 목이 마르지 않더라도 미리 마셔야 합니다. 한두 모금 (30mL 정도)씩 마셔주세요.

## • 다리에 쥐가 났을 때

주로에서 벗어나 주자들이 없는 장소에서 휴식을 취합니다. 이때 갑자기 방향을 틀면 뒤에 오는 주자들과 충돌할 수 있으니 서서히 속도를 줄이면서 오른쪽으로 이동해야 합니다. 이후에 발끝을 잡고 스트레칭을 하며 근육을 이완시켜 줍니다. 경련이 일어난 부위를 가볍게 마사지해 주는 것도 좋습니다. 경련이 심한 경우에는 안전 요원이나 자원봉사자에게 도움을 요청합니다. 안정되면 주로로 천천히 걸어 들어가 속도를 조금씩 올립니다.

## • 구토나 어지럼증을 느낄 때

우선 달리는 것을 멈추고 오른쪽 가장자리로 나와 주자들이 없는 곳에서 휴식을 취합니다. 이 경우에는 무리해서 완주하지 말고 과감하게 대회를 포기하는 것이 좋습니다. 주변에 있는 안전 요원이나 자원봉사자에게 도움을 받아 응급 차량에 탑승하여 출발 지점으로 돌아오도록 합니다. 주변에 도움을 요청할 사람이 없다면 잠시 휴식을 취한 후 급수대를 찾아갑니다.

## • 주로에서 넘어졌을 때

주로에서 벗어나 휴식을 취하며 상처 부위를 확인합니다. 작은 상처라면 상처 부위의 먼지를 가볍게 털어내고 다시 걷거나 천천히 달리면서 완주합니다. 발목을 심하게 접질리거나 뼈가 부러지는 등 크게 다쳤다면 그 자리에서 절대 움직이지 말고 안전 요원 또는 자원봉사자들에게 도움을 요청합니다. 위급한 상황인데 근처에 도움을 요청할 사람이 없다면 대회 참가자에게라도 도움을 요청해야 합니다.

## • 복통이 일어날 때

긴장하면 달리다가 갑자기 복통을 느끼기도 합니다. 배가 살살 아프다면 손으로 아픈 부위를 지그시 눌러 통증을 줄여줍니다. 그러나 고통스러울 정도로 아프다면 주로에서 벗어나 심호흡을 하면서 허리를 뒤로 젖혀 배의 근육을 늘였다가 상체 다시 숙이기를 반복하며 긴장을 풀어 줍니다. 헤어밴드나 끈이 있다면 허리에 둘러 배를 가볍게 압박해줘도 일시적으로 효과를 볼 수 있습니다.

## • 열사병과 탈수 증상

무더운 여름철은 물론 봄가을에도 온도가 높은 날에는 달리는 동안 체온이 많이 올라갑니다.

이럴 때는 머리와 몸에 물을 뿌려 체온을 낮춥니다. 혹은 급수대에 준비된 물 먹은 스펀지를 가볍게 쥐어짜 몸을 적셔줍니다. 증상이 심해지면 곧바로 주로에서 벗어나 휴식을 취합니다.

## 예상하지 못한 상황

### • 다른 사람에 비해 너무 느릴 때

한정된 공간에서 많은 사람이 모여 달리기 때문에 페이스도 제각각입니다. 내 속도가 다른 사람에 비해 너무 느리더라도 전혀 신경 쓰지 마세요. 뒤에서 빠르게 달려오는 사람을 위해 옆으로 피할 경우 오히려 충돌하기도 하니 주의하세요.

### • 앞사람을 추월하고 싶을 때

앞사람보다 더 빠른 속도로 달리고 싶다면 앞사람의 오른쪽으로 돌아 나가 추월하면 됩니다. 뒤에서 갑자기 튀어 나가면 앞사람이 깜짝 놀랄 수도 있기 때문에 가능하면 거리를 두고 추월하는 것이 좋습니다. 절대 앞사람의 왼쪽으로 추월하지 마세요. 자전거 추월과는 반대입니다.

### • 신발 끈이 풀렸을 때

신발 끈이 풀렸다고 해서 달리다가 갑자기 멈추면 뒤에서 오는 주자들이 미처 보지 못하고 충돌할 수 있습니다. 끈이 풀린 것을 인지했다면 서서히 주로의 오른쪽 가장자리로 빠져 나옵니다. 그런 다음 주위를 살펴 달리는 사람이 없는지 확인하고 신발 끈을 다시 동여맵니다.

### • 급수를 놓쳤을 때

급수를 놓쳤다고 해서 당황할 필요는 없습니다. 대회마다 조금씩 다르지만 여러 구간에 급수대가 설치되어 있기 때문에 다음 급수대에서 물을 마시면 됩니다. 급수대로 진입할 때는 한 번에 우측 방향으로 가기보다는 서서히 이동하는 것이 좋습니다. 급수대를 보고 많은 사람이 한꺼번에 몰리기 때문에 충돌할 위험이 있습니다.

### • 갑자기 용변이 마려울 때

출발한 이후에는 화장실을 가기 어렵기 때문에 출발 전에 미리 다녀오는 것이 좋습니다. 대회 전날 홈페이지에서 화장실의 위치를 확인해두는 것도 좋은 방법입니다. 갑자기 용변이 너무 급하다면 인근 식당이나 가게에 양해를 구하여 해결합니다. 배탈이 자주 나는 경우에는 휴지를 챙겨 다니기도 합니다.

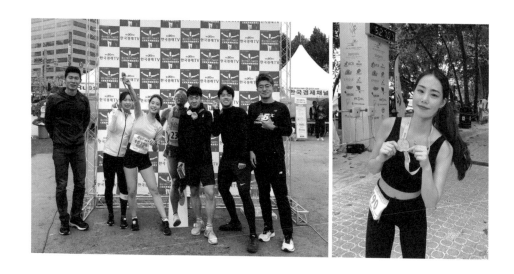

## 4. 레이스 종료 후

물로 입을 헹군 다음 물과 이온 음료를 마시도록 합니다. 한 번에 많이 마시기보다는 조금씩 목을 축이며 여러 번 마시는 것이 좋습니다. 대회가 끝난 다음에 보통 몸을 풀어주는 것은 생략하는데 쿨다운(cool-down) 여부가 다음 날의 피로 정도를 결정짓기도 합니다. 쿨다운은 운동을 마친 뒤에 온몸을 풀어주는 가벼운 운동이에요. 달리다가 바로 멈추기보다는 가볍게 정리 조깅을 하면 근육의 피로 물질인 젖산이 덜 쌓입니다. 대회를 마친 후 땀으로 젖은 옷은 바로 갈아입고 신발 끈을 느슨하게 다시 묶은 다음 가볍게 15분 정도 정리 조깅을 해주도록 합니다. 그리고 대회장에서 나눠주는 기록증과 완주 메달, 간식까지 받으면 대회가 마무리됩니다. 입상한 러너들과 추첨을 하는 시상식도 있으니 관심 있다면 구경해보세요.

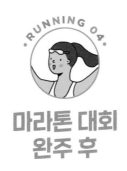

# 마라톤 대회 완주 후

## 1. 에너지 보충하기

대회를 마친 뒤에는 우선 수분 보충을 충분히 해주도록 합니다. 물과 이온 음료를 번갈아가며 조금씩 자주 마시는 것이 좋습니다. 대회 직후 허기가 진다면 식사를 바로 해도 무방합니다. 평소 먹고 싶었던 음식을 먹어도 괜찮지만 갑자기 과식을 하거나 과음을 하는 것은 몸에 좋지 않습니다. 체력이 떨어진 상태에서는 체하기 쉽기 때문입니다. 지금까지 운동을 열심히 해왔고 건강한 몸을 잘 만들어왔으니 아무래도 영양가 있는 음식 위주로 챙겨 먹으면 좋겠죠. 인스턴트 음식보다는 삼계탕이나 추어탕 등 보양식 위주로 먹거나 채소와 생선 또는 단백질 위주의 음식을 섭취하도록 합니다.

이후에는 평소처럼 식사하면 됩니다. 땀을 많이 흘리는 경우 몸무게가 갑자기 많이 빠지기도 하는데 물을 마시고 식사를 하고 나면 금방 원래 체중으로 돌아오니 걱정하지 않아도 됩니다. 운동량은 계속 늘어나는데 본인이 먹는 음식과 영양이 이전과 같다면 어느 한 부분에 결핍이 올 수도 있습니다. 마라톤 대회를 마치고 앞으로도 꾸준히 건강하게 달리기를 하고 싶다면 뼈 건강에 좋은 칼슘, 필수지방산인 오메가-3, 비타민B, 비타민C 등의 영양제를 섭취하는 것도 고려해볼 만합니다. 마라톤 선수는 철분제를 따로 챙겨 먹기도 하는데 철분제 섭취는 의사의 처방을 받거나 좀 더 신중하게 판단해서 결정하는 것이 좋습니다. 마지막으로 여러분에게 강력 추천하는 음식이 있습니다 비트라는 빨간 무예요. 비트에는 빈혈에 좋은 성분이 많이 들어있습니다. 그대로 먹어도 좋고 비트 즙을 짜서 먹어도 좋습니다.

## 2. 피로 풀기

### 얼음찜질

완주 후에는 무릎이나 발목에 가벼운 통증을 느낄 수 있습니다. 이때 관절의 통증과 부기를 줄여주려면 얼음찜질을 해야 합니다. 피부 바로 위에 얼음을 대지 말고 비닐봉지에 각얼음을 넣어서 무릎과 발목 관절 위주로 찜질하세요.

### 반신욕

대회를 마치고 바로 스파나 찜질방에 가도 좋지만 집에서 가볍게 반신욕을 하는 것만으로도 피로가 풀립니다. 욕조가 없다면 족욕으로 대체할 수 있습니다. 반신욕은 하체 위주로 몸을 따뜻하게 하여 신진대사를 촉진하고 몸에 쌓인 노폐물을 배출해줍니다. 반신욕만 잘해도 부상을 예방할 수 있습니다.

### 마사지

몸의 근육과 관절을 부드럽게 해주며 혈액순환을 도와줍니다. 때리며 하는 방법과 근육의 결대로 주무르는 방법이 있는데 이마저도 어렵다면 부상 부위를 문지르며 체온을 높여주는 것도 도움이 됩니다. 다만 염증이 심한 상태에서 마사지를 하면 오히려 덧날 수도 있기 때문에 염증 기운이 있으면 부기와 열감이 사라질 때까지 얼음찜질을 해줘야 합니다.

### 다리 거상(다리 L자로 들어 올리기)

잠들기 전 다리를 심장보다 높이 들어 올려 벽에 기대고 그대로 10~20분 정도 편안하게 누워있으면 됩니다. 이렇게 하는 것만으로도 피로가 많이 풀립니다. 꼭 마라톤 대회에 참가한 뒤가 아니더라도 평상시에 수시로 해주면 좋습니다. 오래 걷거나 뛰면 혈액이 아래쪽으로 몰리는데, 이 자세를 취하면 혈액이 원활하게 골고루 퍼지는 데 도움이 되어 부기를 빼기 좋습니다.

## | 지니코치 Tip | 집에서 할 수 있는 가벼운 응급 처치 방법

### ➔ 물집이 생겼을 때

사실 손이나 바늘, 실로 대처하는 것은 세균 번식 우려가 있기 때문에 피부과에 가서 처치하는 것이 가장 좋습니다. 급하다고 물집을 그냥 터트리거나 손으로 잡아 뜯으면 수포 안에 다시 물이 차오르기 때문에 통증이 더 느껴집니다. 집에서 응급 처치를 해야 한다면, 소독한 바늘과 실을 이용하여 물집에 실을 끼워둡니다. 그러면 실이 수포 안에 고인 물을 흡수합니다. 물집이 없어지기 전까지, 샤워한 후에는 발 주변의 물기를 잘 닦아주고 바람을 이용하여 충분히 말려줍니다.

### ➔ 파스 붙이는 방법

뜨거운 파스를 사용하면 열감이 느껴질 수 있으니 시원한 파스를 관절이나 근육 주변에 붙여줍니다. 딱히 아픈 곳이 없더라도 허벅지, 허리, 종아리 근육에 붙여주면 피로 회복에 도움이 됩니다. 관절이 접히는 부위에 붙이면 파스가 금방 떨어지니 근육이 넓은 부위에 붙이세요. 피부가 예민한 편이라면 파스를 붙인 부위가 간지럽거나 두드러기 같은 증상이 나타날 수 있으니 너무 오래 붙여두지 마세요.

### ➔ 관절이 부었을 때

얼음을 비닐봉지에 담아 발목과 무릎 등 관절 부위에 대며 얼음찜질을 해줍니다. 한 부위에 찬 얼음주머니를 오래 대고 있으면 피부에 좋지 않기 때문에 여러 부위로 나눠 번갈아가면서 찜질해주세요. 집에 물파스가 있다면 관절에 수시로 발라줍니다. 모기 물린 곳에 바르는 약으로 알려져 있지만 실제로는 근육이나 관절에 소염 작용 효과가 있습니다. 관절에 통증이 계속 느껴질 경우 정형외과에 방문하여 치료를 받도록 합니다.

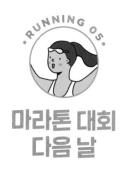

# 마라톤 대회 다음 날

마라톤 대회 완주를 하고 나서 '두 번 다시 이렇게 힘든 달리기는 하지 않을 거야'라고 생각할 수도 있습니다. 그런데 며칠 지나면 어느새 또 다른 대회에 신청하고 있는 자신을 발견하기도 합니다. 그때 느꼈던 극한의 고통은 희미해지고 좋은 추억만 남기 때문입니다. 대회에 자주 나가면서 흥미를 붙이는 게 좋습니다. 마냥 혼자 달리는 것은 금방 지루해질 뿐만 아니라 실력 향상에 큰 도움이 되지 않습니다. 대회에서 꼴찌로 완주해도 좋습니다. 달리는 동안 최선을 다했다면 그 누구든 진심으로 박수를 쳐줄 겁니다. 달리기를 시작한다는 것은 새로운 분야에 도전하는 것이고, 달리기를 배우는 과정에서 배움을 받아들이는 것 또한 도전입니다. 마지막까지 포기하지 않고 결승 지점에 들어왔을 때 느낀 성취감은 앞으로 여러분이 또 다른 분야에 도전할 때 큰 용기를 줄 것입니다. 달리기는 도전의 연속입니다.

## 1. 완주 거리별 몸 관리법

### 5km 또는 10km 코스

5km 또는 10km 코스를 달렸다면 다음 날 조깅으로 가볍게 몸을 풀어주는 것이 좋습니다. 근육이 뭉치고 피곤하다고 해서 몸을 움츠리기보다는 몸을 힘들게 한 운동을 다시 반복했을 때 오히려 피로가 더 빨리 풀립니다. 대회 페이스처럼 빠르게 달리라는 뜻은 아닙니다. 걷기와 비슷한 페이스로 가볍게 30분 정도 달려주세요. 따로 운동할 시간을 내기가 어렵다면 틈틈이 스트레칭이라도 해야 합니다.

**하프 코스**

하프코스를 달리고 나면 지연성 근육통을 느낄 수도 있습니다. 평소보다 강도 높은 운동을 하고 난 후에 느끼는 근육 통증입니다. 다음 날 운동이 가능한 시간대에 가볍게 산책을 해주세요. 생각 만큼 피로가 크지 않다면 20분 정도 달려도 좋습니다. 의식적으로 스트레칭도 틈틈이 해주세요. 야구공이나 폼롤러 같은 도구를 이용해 뭉친 부위를 마사지하는 것도 피로 회복에 도움이 됩니다. 마라톤 대회에 여러 번 참가할수록 회복하는 데 있어서 자신만의 노하우가 생길 겁니다.

**풀코스**

풀코스를 달렸다면 평소 기상 시간에 맞춰 못 일어날 가능성이 큽니다. 그래서 마라톤 대회에 자주 참가하는 직장인들은 미리 연차를 신청해두기도 합니다. 나름의 노하우인 거죠. 여러분도 풀코스를 신청해뒀다면 대회 다음 날은 푹 쉬는 게 좋습니다. 눈이 떠지는 대로 일어나 먼저 가 볍게 산책합니다. 온몸이 근육통으로 힘들겠지만 가벼운 산책을 통해 피로를 덜어줘야 합니다. 이때 수분과 영양 섭취도 중요합니다. 42.195km를 달리는 동안 많은 에너지가 고갈된 만큼 다음 날 몸에서는 더 많은 에너지를 필요로 하기 때문입니다.

## 2. 마라톤 대회 추억 소환하기

**배번 꾸미기**

대회를 마치고 난 뒤에 느낀 소감을 마라톤 배번 뒷면에 적어 보관해도 좋습니다. 어떤 코스를 달렸는지 완주 기록도 적고 다이어리를 꾸미듯 기록하고 싶은 모든 것을 작성해보세요. 훗날 두고두고 꺼내보며 그날을 추억할 수 있습니다. 여러 마라톤 대회에 참여하며 배번을 모으는 재미도 있습니다.

**완주 메달 관리하기**

완주 메달을 집에서 가장 잘 보이는 곳에 장식해보는 건 어떨까요? 그리고 완주 메달을 볼 때마 다 열심히 달렸던 그날을 떠올리며 스스로를 칭찬해봅시다. 남들이 알아주지 못하는 일을 칭찬 할 때 자존감이 많이 쌓인다고 합니다. 스스로에게 참 잘했다고 칭찬해주는 시간이 얼마나 되 겠어요. 그냥 지나치지 말고 그날의 나를 마음껏 칭찬해주세요. 완주 메달을 예쁘게 걸어둘 수 있는 메달 걸이도 있습니다. 벽에 못을 박거나 후크를 붙이는 게 번거롭다면 메달 걸이를 구매 해도 좋습니다.

마라톤 대회장에서 촬영한 사진 중에 가장 맘에 드는 사진을 자신의 기록증과 함께 SNS에 남겨 두는 것도 재미있는 추억이 될 수 있습니다. 해시태그 기능을 통해서 같은 대회에 참여한 러너들과 소통할 수도 있고, 두고두고 보며 그때의 추억을 회상하기 좋습니다. 마라톤 대회 당일 바로 사진을 올려야 반응이 좋다는 점도 잊지 마세요.

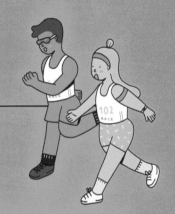

부록.

# 달리기 초보자가
# 궁금한 모든 것

**Q.** 체중이 적게 나가야 달리기를 잘하나요?

**A.** 달리면서 관절과 근육으로 전달되는 무게 충격은 상당합니다. 아무래도 체중이 적게 나간다면 무게 충격 또한 줄어듭니다. 그렇지만 단순히 체중이 적게 나간다고 좋은 게 아니라 근육이 충격을 얼마나 효과적으로 흡수할 수 있는지가 중요합니다. 더 빠르게 달리려면 체중 감량도 필요하지만 먼저 근력을 키워야 합니다. 하체 근육이 고르게 발달하면 부상을 줄이는 데 도움이 됩니다.

**Q.** 달리기를 하면 종아리가 두꺼워지지 않나요?

**A.** 달리기를 하면 다리가 두꺼워질 수도 있습니다. 하지만 이는 잘못된 자세로 달렸기 때문입니다. 다리를 들어 올릴 때 장요근을 주로 사용해야 하는데, 종아리와 허벅지의 힘으로만 다리를 들어 올리면 특정 부위의 근육만 발달합니다. 하지만 너무 걱정하지 마세요. 웬만한 달리기 훈련량으로는 다리 근육이 비대해지지 않습니다. 오히려 다리에 있는 지방이 걷히고 근육이 자리 잡아 더 예쁜 다리 라인이 됩니다. 또한 근육이 많을수록 에너지 소비량이 높아지기 때문에 살이 잘 찌지 않는 체질로 바뀔 수 있습니다.

**Q.** 달리기를 하면 잠이 많이 오는데 왜 그럴까요?

**A.** 운동을 처음 시작하는 사람들은 평소보다 에너지를 더 많이 사용하게 됩니다. 이 경우 피로감이 커서 잠이 쏟아지거나 반대로 신진대사가 지나치게 활발해져 깊은 잠에 들지 못하기도 합니다. 하지만 이런 증상은 체력이 좋아지면서 자연스레 사라집니다. 본인에게 맞는 수준으로 운동을 하면 숙면에 도움이 됩니다. 몸이 예민한 편이라면 밤에 달리는 것을 피하고, 최소한 잠들기 3시간 전에는 운동을 마쳐야 합니다.

**Q.** 운동할 시간이 부족한데 잠을 줄여야 할까요?

**A.** 직장인이나 수험생은 여가 시간이 부족해 잠자는 시간을 줄여가며 운동을 하기도 합니다. 하지만 최소 7~8시간은 잠을 자야 컨디션 회복에 도움이 됩니다. 충분히 자지 못한 상태에서 운동을 계속할 경우 피로감만 쌓일 뿐 운동 효과를 크게 볼 수 없습니다. 달리기가 오랜 시간이 걸리는 운동은 아니지만 도저히 시간을 내기 어렵다면 아침에 가볍게 스트레칭을 하거나 틈틈이 생활 운동 하는 쪽을 추천합니다.

Q. 달리기를 할 때 식단은 그대로 유지하는 것이 좋을까요?

A. 달리는 목적에 따라 식단 조절 여부가 달라집니다. 다이어트가 목적이라면 당분과 탄수화물 섭취량을 줄이고 운동으로 소비하는 칼로리보다 적게 먹는 것이 좋습니다. 하지만 건강이 목적이라면 탄수화물, 지방, 단백질, 비타민 등 영양소를 골고루 섭취해야 합니다. 운동을 하면 평소보다 에너지원을 더 많이 사용하게 되므로 운동하기 전과 후의 식단이 같다면 영양 결핍이 생길 수 있습니다.

Q. 달리기를 할 때 꼭 먹어야 할 음식과 피해야 할 음식이 있나요?

A. 달리기는 생각보다 체력 소모가 큰 운동입니다. 평소처럼 먹되 가장 많이 사용되는 에너지원인 탄수화물을 가장 많이 섭취해야 합니다. 탄수화물, 단백질, 지방 순으로 5:3:2 비율이 적당합니다. 만약 달리기를 하기 전에 식사할 시간이 충분하지 않다면 바나나, 카스텔라 등을 섭취하는 것도 좋은 방법입니다. 또한 운동 전에 맵고 자극적인 음식은 반드시 피해주세요. 특히 마라톤 대회를 앞두고 있다면 몸이 더욱 긴장하고 예민해지기 때문에 음식을 잘 가려서 먹고 평소에 즐기지 않던 음식은 절대 먹지 않는 것이 좋습니다.

Q. 달리고 나면 어깨가 자꾸 결리는데 왜 그럴까요?

A. 달리는 동안 자기도 모르게 상체가 경직되기 때문입니다. 어떤 일에 집중할 때 나오는 잘못된 습관일 수도 있고 몸이 덜 풀렸거나 달리는 데 익숙하지 않아서일 수도 있습니다. 원인은 다양합니다. 스스로 어깨가 경직된 걸 느끼면 오히려 신경이 쓰여 계속 잘못된 자세로 달릴 수도 있습니다. 이때는 달리기를 멈추고 심호흡을 하며 가볍게 팔을 털어주세요. 처음에는 자주 멈춰 서겠지만 반복하다 보면 편안하고 자연스러운 자세로 달릴 수 있습니다.

Q. 달릴 때 자꾸 턱이 들리는데 왜 그럴까요?

A. 코어 근육이 약하면 숨이 차고 힘들어질수록 턱이 자연스레 들리게 됩니다. 목과 상체가 뒤로 젖혀지지 않도록 몸 중심의 힘이 강해야 하는데 그렇지 않기 때문에 자세가 자꾸 틀어지는 거죠. 달리는 동안 계속 좋은 자세를 유지하려면 평상시에 꾸준히 코어 운동을 하여 몸의 중심 근육을 단련해주어야 합니다.

**Q.** 달리기를 이제 막 시작하려고 하는데 러닝화를 꼭 신어야 할까요?

**A.** 처음에는 러닝화와 일반 운동화의 차이점을 못 느낄 수도 있습니다. 굳이 비싼 돈을 들여 비슷한 신발을 사야 할까 싶지만, 달리기를 시작한다면 러닝화만큼은 꼭 구입하길 권합니다. 달리는 동안 발이 지면에 닿을 때마다 자기 체중의 몇 배에 달하는 충격이 관절과 근육으로 고스란히 전달됩니다. 러닝화에는 이 무게 충격을 흡수하는 쿠션 기능이 있어 부상을 예방해줍니다. 또한 러닝화는 일반 운동화에 비해 매우 가벼워 다리의 피로도를 줄여줍니다. 장비 구입 비용을 줄이려다 병원비가 더 나오는 상황이 생길 수도 있으니 러닝화만큼은 꼭 구입하세요.

**Q.** 하의로 레깅스만 입어도 괜찮을까요?

**A.** 레깅스 착용 여부는 본인의 선택입니다. 남자 마라톤 선수 중에도 레깅스를 입는 분들이 많습니다. 기록에는 큰 영향이 없지만 몸에 달라붙는 옷이라 공기의 저항을 덜 받는다는 장점이 있습니다. 다만 땀 배출이 잘되는 소재인지, 착용감이 불편하지 않은지 등을 살펴 본인에게 잘 맞는 레깅스를 선택하세요. 계절별로 입기 좋은 러닝 복장에 대해서는 34~35쪽을 참고하길 바랍니다.

**RUNNING Q&A**

**Q.** 무릎이 약한데 달리기를 시작해도 될까요?

**A.** 달리기는 유독 관절에 무리가 많이 가는 운동이라는 인식이 강합니다. 실제로 무릎 관절은 나이가 들수록, 격한 운동을 할수록 빨리 소모됩니다. 하지만 바른 자세로 본인에게 맞는 수준만큼만 운동한다면 달리기는 오히려 관절 건강에 도움이 됩니다. 적절히 체중이 실리는 운동을 하면 골다공증을 예방하는 데 효과적이라는 연구 결과도 있습니다. 다만, 관절 질환이 있다면 꼭 치료를 병행해야 하고 걷기와 가벼운 조깅으로 관절을 단련한 후 본격적인 달리기를 시작해야 합니다.

**Q.** 허리 디스크를 앓았는데 달리기가 재활에 도움이 될까요?

**A.** 허리 질환이 있거나 사고 등으로 크게 다쳤다면 운동을 다시 시작하는 것은 매우 조심스럽습니다. 스스로 다 나았다고 판단해서 운동하다가는 부상이 더 악화될 수 있습니다. 재활 치료가 목적이라면 근력 운동과 스트레칭을 병행하고 전문의와 상담한 후에 달리기를 시작해야 합니다.

**Q.** 달릴 때 정강이가 아픈데 괜찮은 걸까요?

**A.** 달릴 때 발등을 들어 올리는 동작에서 정강이 쪽 근육, 즉 전경골근을 계속 사용하게 됩니다. 이 근육이 약한 사람은 오래 달릴수록 근육이 쉽게 지쳐 통증을 느끼게 됩니다. 발등을 들어 올리는 동작이 과한 경우에도 아플 수 있습니다. 먼저, 달리면서 자세가 무너지지 않는지 확인해보세요. 세라밴드를 이용해 발목과 종아리 스트레칭을 자주 하는 것도 도움이 됩니다.

**Q.** 종아리가 아픈 이유는 무엇일까요?

**A.** 종아리가 아픈 이유는 크게 두 가지로 나뉩니다. 첫 번째는 달리기를 처음 시작하면서 느낀 단순한 근육통이나 근육 경직일 확률이 높아요. 운동을 한 후 24시간 내에 나타나는 지연성 근육통은 힘을 줬을 때 통증처럼 느껴지기도 합니다. 하지만 아프다고 운동을 그만두기보다 오히려 가벼운 조깅이나 스트레칭을 해주는 것이 회복 속도가 더 빠릅니다. 두 번째는 부상입니다. 경직된 근육을 제때 풀지 않고 운동 강도를 높일 경우 부상의 위험이 있습니다. 가벼운 부상이라면 반신욕, 마사지, 물리치료 등을 통해 피로를 풀어줍니다. 통증이 계속 심하다면 운동을 즉시 멈추고 전문의의 진단을 받아야 합니다.

**Q.** 야외 달리기가 힘든 경우, 트레드밀 훈련 방법이 궁금합니다.

**A.** 트레드밀은 러닝 밴드가 지속적으로 돌아가기 때문에 지상을 달리는 것보다 운동 효과는 떨어질 수 있습니다. 야외에서 달리는 것과 비슷한 수준으로 효과를 보려면 트레드밀의 경사도를 높이는 것도 좋은 방법입니다. 트레드밀을 사용할 때도 일반 달리기를 할 때와 마찬가지로 스트레칭을 한 후에 시작하세요. 달리는 속도는 아래 표를 참고하여 단계를 조절합니다.

| 속도(트레드밀 단계) | 1km 통과 기록 | 5km 통과 기록 | 10km 통과 기록 |
|---|---|---|---|
| 13km/h | 4분 36초 | 23분 | 46분 |
| 12km/h | 5분 | 25분 | 50분 |
| 11km/h | 5분 27초 | 27분 | 54분 |
| 10km/h | 6분 | 30분 | 60분 |
| 9km/h | 6분 40초 | 33분 | 66분 |
| 8km/h | 7분 30초 | 37분 | 75분 |

**Q.** 페이스 조절이 너무 어려워요. 어떻게 극복해야 할까요?

**A.** 초보자들은 감각으로만 페이스를 조절하기 어렵습니다. GPS 기능이 있는 스포츠 시계를 사용하거나 휴대폰이 달리기 앱을 켜두고 페이스 조절 훈련을 반복하는 것이 좋습니다. 어느 정도 연습을 하고 난 뒤에는 스스로 거리와 달린 시간을 확인하며 페이스 조절에 익숙해질 수 있습니다.

**Q.** 달릴 때 무슨 생각을 하면 좋을까요?

**A.** 사람이 적고 안전한 장소라면 노래를 듣거나 기분 좋은 상상을 하며 달려도 괜찮아요. 하지만 익숙한 길이라도 딴 생각을 너무 많이 하면 넘어지거나 부딪힐 수 있으니 주의하세요. 평소보다 강도 높은 훈련을 할 때도 달리기에 집중하며 몸의 반응을 살피는 것이 좋습니다. 지영준 마라토너(현 코오롱 마라톤 팀 코치)에게 달릴 때 무슨 생각을 하는지 물어본 적이 있습니다. 결승점에 일찍 도착해서 편히 쉴 생각으로 빨리 달린다고 하더군요. 어떤 생각을 해야 한다는 정답은 없습니다. 아예 생각을 비우는 것도 방법입니다. 다만 달릴 때는 꼭 전방을 주시하고 안전에 주의하세요.

**Q.** 며칠 연속으로 뛰어도 힘들지 않은데, 쉬는 것이 좋을까요?

**A.** 훈련과 휴식은 반드시 병행되어야 합니다. 잘 느껴지지 않더라도 운동을 하면서 피로가 쌓인 근육은 회복하는 과정에서 근력이 더 늘어납니다. 만약 근육을 사용하기만 하고 회복하는 과정을 생략한다면 부상으로 이어지기도 합니다. 쉬지 않는다고 해서 반드시 다치는 것은 아니지만 운동 능력이 점차 떨어지게 됩니다. 달리기를 시작한 지 꽤 되었는데 오히려 기록이 안 좋아지거나 제자리라면 훈련 방법이나 훈련량을 살피기보다는 휴식을 적절히 취했는지 확인해봐야 합니다.

**Q.** 마라톤 대회를 완주하려면 LSD 훈련이 중요한가요?

**A.** LSD(Long Slow Distance) 훈련은 오랫동안 천천히 달리는 훈련법입니다. 마라톤 선수들이 대회를 앞두고 거리와 시간에 대한 부담감을 이겨내기 위해 주로 하는 훈련입니다. LSD 훈련을 통해 마라톤에 적응도 하고 체력 강화에도 도움을 받을 수 있지만, 이제 막 달리기를 시작한 사람에게는 이 훈련법이 큰 의미가 없습니다. 초보자는 본인에게 적당한 속도를 정해 3~5km 정도씩 달리는 것이 더 효과적입니다. 마라톤 대회를 앞두고 있다면 LSD 훈련을 해도 좋지만, 실력에 따라 운동 효과는 상이합니다. 만약 훈련을 진행한다면 한 번에 대회와 똑같은 거리를 달리기보다 본인이 오래 달릴 수 있는 범위 안에서 점진적으로 늘려야 합니다.

**Q.** 달리기할 때 물은 언제 마시는 것이 좋을까요?

**A.** 물은 한 번에 많이 마시기보다는 운동 전후와 달리는 동안 조금씩 자주 나눠 마시는 것이 좋습니다. 갈증이 나지 않더라도 미리 목을 축인다고 생각하고 틈틈이 마셔주세요. 다만, 소화기관이 약하거나 위장이 안 좋다면 많은 양을 억지로 마시지 말고 가볍게 마십니다. 미리 텀블러에 물을 담아 가거나 짐을 보관하기 어려운 경우라면 달리는 장소 근처의 편의점을 이용합니다.

## •RUNNING• Q&A

**Q.** 러닝크루가 뭔가요? 자세히 알고 싶어요.

**A.** 달리기를 하고자 하는 사람들이 모여 같은 코스를 달리며 소통하는 모임입니다. SNS를 기반으로 활동하며 서로의 일상과 취미를 공유합니다. 최근에 인기가 높아지면서 크고 작은 크루가 생겨나고 있고, 참여하는 사람도 많아졌습니다. 보통 일주일에 1회 정도 정기적으로 개최되는 정기런이 주된 활동이며, 팀원들의 자발적 참여로 이뤄지는 번개런도 있습니다. 러닝크루는 대개 마라톤 시즌이 끝난 다음 12월 정도부터 팀원을 모집합니다. 또는 러닝크루에 게스트로 참여한 이후 정식 팀원이 되기도 합니다.

러닝크루 팀원으로 활동하면 가장 좋은 점은 기초가 부족한 초보자도 금방 실력이 향상된다는 것입니다. 개인별로 실력이 다르더라도 서로 배려하며 밀어주고 끌어주기 때문에 '혹시 나 때문에 피해가 가진 않을까?' 하며 걱정할 필요가 없습니다. 팀원들과 서로 의지하며 꾸준히 뛸수 있는 동기부여도 됩니다. 또한 같은 관심사로 모인 사람들이기 때문에 더 쉽게 친해지고 유익한 정보도 얻을 수 있습니다. 가끔 러닝 크루중에 전문 포토그래퍼가 소속된 경우도 있어서 인생 사진을 남길 수 있는 기회도 됩니다.

러닝크루의 단점을 굳이 뽑자면 정해진 장소에서 정해진 시간 동안 많은 인원이 모여 함께 운동을 하다 보니 시간을 많이 투자해야 한다는 점입니다. 그리고 운동을 할 때 주변 사람을 많이 의식하는 편이라면 오히려 운동 효과가 떨어질 수도 있습니다. 우선 게스트로 참여해보고 크루활동을 지속할지 결정하는 것이 좋습니다.

지역별로 대표적인 러닝크루를 소개합니다. 관심이 있다면 이번 기회에 참여해보세요.

▶ 지니코치
러닝크루 이야기

- 서울 : 고고런(@gogorun_official)
- 부산 : 런 클럽 부산(@runclubbusan_official)
- 인천 : 원 러닝크루(@onerunningcrew)
- 강원 : 하슬라 러닝크루(@hasla_runningcrew)
- 경기 : 러니스(@runis_account)
- 충북 : 뛰림지(@runningcrew_drj)
- 충남 : 천안 아산 러닝크루(@owl_runners)
- 대구 : 프리 러닝크루(@frc.daegu)
- 광주 : 러닝 플랫폼 하랑(@wonderful_harang)
- 대전 : 뛰슈_대전 러닝크루(@drc_running)
- 세종 : 힛 더 로드(@hittheroad_official)
- 울산 : 울산 러닝크루(@urc_official)
- 전북 : 익산 러닝크루(@iksan_running_crew)
- 전남 : 목포 러닝크루(@mokpocrew_running)
- 경북 : 포항 러닝크루(@prc_runners)
- 경남 : 경남 트레일 러닝크루(@team_gtrc)
- 제주 : 제주 러닝크루(@jeju_runningcrew)

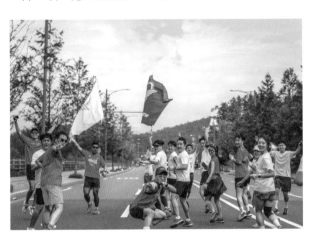